PUHUA BOOKS

我
们
一
起
解
决
问
题

U0279786

沙盘游戏疗法

Sandplay Wisdom

[美] 瑞·罗杰斯·米切尔（Rie Rogers Mitchell）
[美] 哈丽特·S. 弗里德曼（Harriet S. Friedman） ◎著

张艳萃◎译

人民邮电出版社
北　京

图书在版编目（ＣＩＰ）数据

沙盘游戏疗法 / （美）瑞·罗杰斯·米切尔
(Rie Rogers Mitchell)，（美）哈丽特·S. 弗里德曼
(Harriet S.Friedman) 著；张艳萃译. -- 北京 ：人民
邮电出版社，2024.2
ISBN 978-7-115-63422-1

Ⅰ. ①沙… Ⅱ. ①瑞… ②哈… ③张… Ⅲ. ①精神疗
法 Ⅳ. ①R749.055

中国国家版本馆CIP数据核字(2024)第000006号

内 容 提 要

《沙盘游戏疗法》是一本兼具专业性与实践性，并且易于理解的心理治疗指南书。

本书作者为国际沙盘游戏治疗学会创始人弗里德曼和米切尔，他们在本书中结合 40 多年的临床实践经验，提炼出了沙盘游戏疗法的关键概念、核心原则和大量来之不易的咨询技巧，全面系统地解析了沙盘游戏中的很多关键问题，如童年创伤、原型的生命阶段、年龄和性别问题、移情和反移情，以及如何为成人和儿童提供沙盘游戏治疗等。此外，本书结合众多案例和沙画照片介绍了沙盘游戏的整个过程，为咨询师提供了宝贵的参考资料。

本书旨在帮助资深咨询师和新手咨询师深入理解和掌握沙盘游戏疗法的精髓，是所有沙盘游戏治疗师在实践和接受训练的过程中必不可少的参考书，对游戏治疗师和艺术治疗师也有重要参考意义。

◆　　　著　　[美]瑞·罗杰斯·米切尔（Rie Rogers Mitchell）
　　　　　　　　[美]哈丽特·S. 弗里德曼（Harriet S.Friedman）
　　　　译　　张艳萃
　　责任编辑　曹延延
　　责任印制　彭志环

◆ 人民邮电出版社出版发行　　　　　北京市丰台区成寿寺路 11 号
　邮编 100164　电子邮件 315@ptpress.com.cn
　网址 https://www.ptpress.com.cn
　北京天宇星印刷厂印刷

◆ 开本：720×960　1/16
　印张：16　　　　　　　　　　　　2024 年 2 月第 1 版
　字数：322 千字　　　　　　　　　2024 年 11 月北京第 4 次印刷
　　　　著作权合同登记号　图字：01-2022-6587 号

定　价：89.00 元
读者服务热线：（010）81055656　印装质量热线：（010）81055316
反盗版热线：（010）81055315
广告经营许可证：京东市监广登字 20170147 号

沙游智慧：理解与体验

　　瑞·米切尔与哈丽特·弗里德曼合著的这本《沙盘游戏疗法》在 2021 年一出版即获好评，被认为是当代沙盘游戏治疗领域经典之作，对治疗师理解以及有效运用沙盘游戏至关重要，而且能为治疗师提供诸多启迪与智慧。

　　全书共有十三章，从引出最基本的问题——"什么是沙盘游戏？"——拉开序幕。两位作者通过提出疑问："沙盘游戏如何能带来治愈呢？"由浅入深地逐步展现沙盘游戏的奥秘，述及"原型的生命阶段""童年丧失""从童年创伤中复原"，进而深入探索沙盘游戏的过程："沙盘游戏旅程的阶段""追踪沙盘游戏治疗中的主题"，沙盘游戏工作中的"年龄和性别问题""沙盘游戏中的移情与反移情""沙盘游戏与炼金术""游戏治疗与沙盘游戏治疗的结合""与成人的沙盘游戏工作"，以及最后的"结语"。全书图文并茂，呈现了诸多来访者的沙盘游戏过程，并附有深入浅出、寓意深远的分析。这部著作的译者张艳萃是心理分析博士、ISST 中国学会（CSST）候选沙盘游戏分析师，专攻诺伊曼的心理学，其博士后研究也是如此。诺伊曼的心理学，尤其是诺伊曼的发展心理学理论是沙盘游戏治疗的理论基础之一。

　　沙盘游戏治疗创建者多拉·卡尔夫（Dora Kalff）儿子马丁·卡尔夫（Martin Kalff）也是当代国际著名沙盘游戏治疗师。他这样评价这部著作："《沙盘游戏疗法》呈现了两位沙盘游戏治疗领域的领军人物四十年来非凡传奇的个人临床经历。"书中包含丰富的理论反思，将荣格心理学、依恋理论、神经科学予以整合，并且讲述了沙盘游戏理论的由来与发展过程，还介绍了如何将沙盘游戏疗法应用于身受困扰的儿童与成人，以及深受创伤之苦的人们。书中诸多不同的个案研究呈现了这种理论的生动意义。本书不仅可以作为学生与治疗师的案头书，而且适合任何希望深入理解自我疗愈潜能（尤其是整合身心关系的沙盘游戏中包含的自我疗愈潜能）的人阅读。

瑞·米切尔曾担任国际沙盘游戏治疗学会（ISST）主席，哈丽特·弗里德曼更是国际沙盘游戏治疗学会（ISST）早期参与者之一、美国沙盘游戏治疗学会创办人之一。她们都是沙盘游戏治疗在中国发展的主要推手，也是洗心岛文化与东方心理分析研究院"心理分析与沙盘游戏 2+3 课程"特聘导师。我与她们在1995 年相识，一见如故，遂成为朋友。她们也是我在美国的房东。住在她们家的时候，两人都曾特意告知，我所住的房间也是卡尔夫在美国讲学时住过的。她们两人都与多拉·卡尔夫关系密切。如同卡尔夫和荣格，瑞·米切尔与哈丽特·弗里德曼老师也热爱中国文化，她们还认真学习了《易经》。大家可能也知道，卡尔夫曾学习中文，研习《易经》，把周敦颐的太极图及其意象，作为沙盘游戏治疗的方法论基础。卡尔夫的两个大梦，与创建沙盘游戏治疗息息相关，也都有中国文化的影响。随后，我们便邀请两位老师来到中国，开始进行心理分析与沙盘游戏专业培训，带出中国第一批具有国际资质的沙盘游戏治疗师。记得当时两位老师做了这样的开场表白："沙盘游戏是荣格心理分析的专业应用，属于无意识水平上的深度心理治疗。"弗洛伊德说梦是通往潜意识的忠实道路，那么，沙盘游戏如同我们了解无意识的窗口。授课时被学员问到，沙盘游戏与梦的工作的相同之处与不同之处的时候，两位老师看了看我，让我来回答。我说："在我看来，沙盘游戏是有形的梦，梦是无形的沙盘……"这一答复受到了两位老师的赞美。

瑞·米切尔与哈丽特·弗里德曼是沙盘游戏治疗领域"主题分析"的提出者，她们创造性地阐释了"受伤主题"与"治愈主题"的意义，以及在沙盘游戏过程中主题的演变与规律。我们团队在其基础上，增加了"转化主题"的象征，以及为沙盘游戏过程中"三大主题"象征做了编码，并促使博士与硕士在撰写论文过程中进行了深入研究，有效发展了两位老师的理论与方法。在本书中，读者也能看到沙盘游戏主题及其象征的意义。如瑞·米切尔与哈丽特·弗里德曼在书中所言："沙盘游戏于我们二人来说已经成为一条象征性的道路，引导我们对心灵的意识和无意识方面进行更深入的表达和理解。在言语治疗的背景下发现非言语的沙盘游戏工作，为我们打开了一个全新的心理层面，让我们了解到这些意象具有情绪上的影响。在整个沙盘游戏过程中，我们自身的某些部分会被揭示出来，而这些部分仅靠言语方法是无法被呈现出来的。沙盘游戏提供了一个神圣空间（temenos），一个体验转化的神圣空间，它在这项工作中至关重要。"如此象征的意义，以及神圣空间，也正是自性与自性化的体现。

2020 年，两位老师完成这部著作，约我来撰写推荐语，我写道："《沙盘游戏疗法》是送给沙盘游戏治疗师及荣格心理分析师的礼物，也是送给所有关注生活与心灵的读者的礼物。沙盘游戏需要智慧，我们在生活中同样需要智慧。这部著作体现了卡尔夫和荣格的沙盘游戏疗法的本质：道法自然，一种生活方式。"

沙盘游戏作为一种"生活方式"，源于这样一个故事。卡尔夫在晚年被问到是否对她所创建的沙盘游戏感到满意。卡尔夫若有所思，然后回应说，沙盘游戏不应仅仅是一种治疗技术。然后，卡尔夫接着说，在其理解中，沙盘游戏应该是一种生活方式——"A Way of Life"，是"道"的体现。马丁·卡尔夫告诉我，他妈妈的这番表达，基于她最喜欢的一部著作——《道：一种生活方式》，这本书的作者是卫礼贤（荣格的良师益友）。马丁·卡尔夫郑重地将他妈妈的这本书赠送给我（其中有她妈妈的读书记录）并让我带回中国……寓意深远。如卡尔夫的期望，沙盘游戏的本质，本来是一种生活方式，寓意道法自然，包含一种悟道的觉悟与智慧。

瑞·米切尔与哈丽特·弗里德曼从事沙盘游戏治疗都已有四十年之久，是两位国际著名资深学者。她们在本书中说道："本书对我们来说尤为特别。这可能是我们最后一次有机会与广大读者分享我们对沙盘游戏疗法的热爱，与大家分享我们在沙盘游戏的旅程中学到的一些最重要的内容。希望本书能对你的沙盘之旅有所贡献。"两位智者、两位难得的老师在本书中悉心传达了心理分析与沙盘游戏的智慧。

一沙一世界，一花一天堂，手中拥有无限，刹那便是永恒。这不仅是诗意的表达，一旦有所理解，获得体验，便是沙盘游戏所包含的智慧体现。

申荷永

心理学教授，博士生导师

国际分析心理学会（IAAP）心理分析师

国际沙盘游戏治疗学会（ISST）沙盘游戏治疗师

IAAP/ISST 中国学会（CSAP/CSST）首任会长

目 录 / CONTENTS

第一章　沙盘游戏是什么

ONE

　　沙盘游戏由瑞士荣格取向治疗师多拉·卡尔夫（Dora Kalff）于 20 世纪 50 年代创立，是一种很有效的非言语的、运用象征的治疗形式。这种治疗形式让儿童和成人来访者有机会不用言语去描绘往往无法和 / 或难以用言语表达的感受、体验和内在状态。沙盘游戏疗法能激活心灵与生俱来的疗愈力，可与传统的言语疗法结合使用。

　　沙盘游戏疗法的一个基本前提是，在适宜条件下，心灵具有自我疗愈的自然倾向。与身体伤口在一定有利条件下愈合相似，心灵也具有本能的智慧。若是得以在一个受保护的环境中自然运作，这种智慧就会显现出来。

　　沙盘游戏疗法的目的是使用微缩模型（沙具）和沙盘反映来访者的内心世界，从而激活心灵最深处的疗愈能量。借由这项活动，通过自由且具有创造性的游戏体验，让无意识过程以三维形式显现出来，就像梦的体验一样。

　　因此，沙盘游戏为无意识提供了一个载体，让无意识得以被人看到和了解。个体通常能通过创作沙盘找回失去的记忆，修通创伤，发现人格中未被发掘的方面，整合人格的各个部分，从而带来更强的平衡感、完整感，带来更丰富、更满足的生活。沙盘游戏的非言语、象征性的基本特征利用了无意识的自然言语，为当今外倾、科技化、注重外在的日常世界提供了必要的平衡。沙盘游戏能为人们创造一种更自然、平衡和整合的生活方式。

　　沙盘游戏疗法看似简单，实则不然。治疗师创造了一个自由与受保护的环境，来访者在这个环境中可以放松下来，获取自身的内在状态并将其表达出来。例如，来访者可以在底部和侧面涂成蓝色的浅箱子中使用沙子、水和沙具，将内在想象世界的三维画面（即具体显现的景象）创造出来。

　　有些孩子（大多是 8 岁或 8 岁以下的儿童）会创造不断移动的动态沙画，直到他们转向治疗室的其他东西时，沙画才静止下来。年龄较大的儿童和成人经常对他们创作的场景进行评论。然而，治疗师在一系列沙盘被创造出来之后才开始对沙盘进行解释和讨论（这被称为"沙盘游戏过程"）。重要的是，沙盘游戏过程保持在非言语、本能的水平，而非认知、智力的水平。由此来访者就可以继续获取自身的无意识而不必担心治疗师就沙画说了什么或可能会说什么。沙盘游戏有助于照亮来访者的内在象征世界，为其在安全容器（即装有沙子的沙盘）内的表达提供场所。

在完成沙画创作后，来访者可能会对场景进行评论，治疗师通常会将这些评论记录下来。

在会面结束、来访者离开后，治疗师会将场景拍下来，然后将这张照片与来访者的其他沙画作品的照片储存在一起，等待沙盘游戏过程的完成。最后，在沙盘游戏过程完成后，来访者和治疗师可以查看这些照片，反思和解读沙盘的内容和过程本身。提供这样一个进入无意识的窗口，可以使治疗师加深对个体心灵的理解，为未来的言语治疗提供框架。

以下五大特征定义了卡尔夫 - 荣格学派沙盘游戏疗法。

1. 治疗师必须为来访者提供一个自由与受保护的空间，来访者能在沙盘中创作沙画，制作过程中不对沙盘进行解释，也没有太多的言语方面的互动。至关重要的是，治疗师在非言语层面接纳沙盘中使用的意象。这段相对安静的时间有助于来访者和治疗师双方对来访者在沙子中创造的东西保持相同步调，并专注于沙盘中涌现的意象。

2. 沙盘游戏过程由来访者在一段时间内创建的沙盘组成。通常情况下，沙盘制作过程会引向自然发展或统一感。

3. 延迟解释：在沙盘游戏工作中，治疗师试图遵循来访者的自然存在方式，而非引领沙盘体验。在沙画制作过程中，来访者和治疗师之间的言语交流相对较少。当然，如果来访者询问某个特定沙具的位置，治疗师会做出回应，但治疗师在创作沙画的过程中不会发表评论或提出问题。这个安静的空间有助于来访者和治疗师对来访者在沙子中正在创造的东西保持相同步调，不要干扰来访者的感受或在沙盘中正在创造的意象。沙具架上的沙具是象征，它们说的是无意识的言语，为来访者内在戏剧提供征兆。稍后，在整个沙盘游戏过程自然结束后，治疗师和来访者可能会商定查看并讨论创造出的沙画。这通常是一个对人的身心产生强烈影响的活动，言语与非言语的部分会结合在一起。

4. 来访者在沙盘中创建一个场景后，治疗师不会在来访者在场的情况下将其拆除。来访者创建的场景反映了来访者的心灵。当着来访者的面拆除场景是失礼的，可能会给来访者带来破坏性的体验。通常情况下，在来访者离开后，治疗师才能对场景进行拍照，再将其拆除。

5. 沙盘游戏是可能包括其他治疗方法的更广泛的治疗体验的一部分，例如，关于具体生活事件、梦和幻想等无意识材料，以及治疗师的言语解释。治疗中只有一部分是创作沙画；非言语的那一部分是有意地退行到心灵的象征层面。

　　有效使用沙盘游戏疗法的最重要方面是治疗师的准备和个人发展。成为一名真正的沙盘游戏治疗师需要经历一个参与和互动的过程，需要培养接纳、促进和理解这种媒介所能唤起的深刻体验和意象的能力。全面的临床培训、治疗师本人的个人治疗，以及作为执业治疗师的经验都至关重要。建议对沙盘游戏受训感兴趣的治疗师阅读并参加沙盘游戏、荣格学派理论和象征意义的课程，并完成自己的沙盘过程，以深入理解治疗过程。此外，参加沙盘游戏督导小组也大有裨益。

　　1982 年，多拉·卡尔夫正式创立了国际沙盘游戏治疗协会（ISST）。自从那个早期阶段开始，沙盘游戏已经传播到世界各地，在中国、英国、法国、德国、意大利、日本、瑞士和美国都有正式的沙盘协会。为了成为认证沙盘游戏治疗师（CST），候选人必须达到一系列教育要求，撰写论文，完成候选人本人的沙盘游戏治疗过程，并参加团体和个体督导。要成为认证沙盘游戏指导师（CST-T），从而获得教学和督导他人的资格，必须满足额外的要求，包括与认证教师共同教学，并在评估者面前展示案例。

　　除了卡尔夫的沙盘游戏疗法之外，沙盘（sand tray）一词还用来指在装有沙子的浅箱里使用沙具。然而，沙盘是一个通用术语，更广泛地用于包括如下这些应用：（1）将沙盘用作研究或评估工具；（2）多人（如家庭、伴侣和团体）一起使用沙盘；（3）在治疗师不在场的情况下；（4）治疗师是积极的参与者，能发挥指导性或互动性。

　　沙盘游戏是为数不多的言语技能对理解心灵的表达而言不是必要条件的治疗技术之一，因此真正成了一种跨文化的心理疗法，并且在世界各地被应用于治疗实践。在这个不断"缩小"的世界里，沙盘游戏为我们提供了一个独特的观察普遍存在的原型模式的机会，能让我们观察个体心灵的发展过程。

第二章　沙盘游戏是如何达到
　　　　治愈效果的

TWO

沙盘游戏疗法的一个基本前提是，心灵在适宜的条件下具备自我疗愈的天然倾向。与身体伤口在一定条件下愈合相似，若能在一个安全与受保护的环境中自然运作，心灵也具备本能的自愈智慧。

分析心理学认为，自性位于无意识之中，而无意识是智慧所在之地，自性是整个人格的核心秩序原则。自我位于心灵中的意识部分，是意识的中心，远远小于整个人格。

自性与自我的连接是分析心理学的重要概念，因为自性与自我处于关联之中（即相连通）时，个体最接近其自我实现状态，因而感觉更安定、更有活力。沙盘游戏可以是激活和滋养自性与自我之间重要纽带的有效手段。为何这样讲呢？

无意识使用象征作为言语。使自己的无意识通过梦境、艺术、游戏疗法和其他想象活动象征性地表达出来，是人类的共同体验。从本质上讲，无意识用象征说话。

在沙盘游戏中，沙子提供了一个可以放置象征性物件的舞台。沙盘本身为安全容纳这些能量提供了一个神圣空间（temenos，希腊语中代表"容器"之意）。因此，沙盘游戏为无意识中的自性提供了一个安全空间，通过使用象征性的沙具，使其为意识自我所见所知。换句话说，沙盘游戏作为一个管道或桥梁，促进了无意识中的自性与意识中的自我之间的沟通。

这在沙盘游戏中是如何发生的？是什么使沙盘游戏体验促进沟通并起到疗愈的效果的？我们可以仔细思考一下沙盘游戏的过程，以及该过程中的每个部分是如何协同工作以起到治愈或转化作用的。所有部分都很重要，但更重要的是，这些部分一起工作，形成一个格式塔，在这个完形中，整体大于部分之和。这个整体实现了沟通，最终起到疗愈的效果。

沙盘游戏的以下属性对促进和增强疗愈效果至关重要。

1. 注意力转向内在：将手放在沙子里移来移去，是一种动觉体验，它使个体将注意力从外在世界（意识头脑）向内转向身体，最终转到内心世界。在日常生活中，我们通常不关注自己的内心世界。对身体的体验有助于我们进入内心活动。因此，来访者在选择放在沙子中的沙具之前，应当先触摸并感受沙子。

2. **激活疗愈能量**：当一个人浏览沙具时，某些沙具似乎被赋予了一股磁力。来访者的注意力被吸引到这些沙具之上。它们被选中是因为无意识的象征意义被投射到这些物件之上。一旦这个内在能量场（在来访者的心灵和象征性的沙具之间）建立起来，就有可能激活无意识的疗愈本能。

3. **表达无意识**：沙盘游戏材料（即沙子、沙具和沙盘）为之前被控制、现在努力突破的无意识的心理成分提供了机会，使其在沙盘场景中得以无意识地、象征性地展现和表达。这个过程类似于记录梦境：无意识在睡眠中被激活，通过象征表达出来，然后被记录下来。

4. **创造性的刺激**：参与这一表达过程，使来访者有机会感受自己的创造性治愈力量的激荡和涌现，意识到比自身更强大、更令人神往的力量。创作沙画的体验偶尔伴随着非凡的神圣时刻，类似于深刻的洞见或深度的精神觉醒。触碰到自性时，就会发生这样的时刻。这个特殊时刻常常已载入沙画中。

5. **他者的在场**：沙盘游戏体验在另一个人（即治疗师）在场的情况下展开。治疗师不带评判和分析地镜映并接纳来访者心灵呈现的内容，无意识会自如地进入更深层。治疗师创造了自由与受保护的空间，同时充当这一过程的见证者。有了这位见证者，另一个维度就会被激活，从而产生比自己创建的沙画更大的影响。

6. **整体化的观看**：在有治疗师在场的情况下观看沙盘创作过程，通过将无意识材料转化为有形的三维形式，促进了意识的增强和无意识材料的整合。解释是不必要的，而且会阻碍治疗过程。

　　上述六个属性至关重要。第七个属性增加了尤其是对成人的经验，对儿童来说，这不是必需的。

7. **回顾和反思**。来访者和治疗师在完成一系列沙画后的某个时间反思沙盘游戏历程并一起分析沙盘，可以促进疗愈。使理解更接近意识觉知，会继续保持自性与自我之间的重要联结。

布雷特的个案

本案例充分说明了这些属性的存在。布雷特是一个七岁男孩，因父母离异而深受早年与家庭分离之苦。许多孩子陷入当今社会不断变化的家庭成员关系中，布雷特就是其中一员，就像我们在治疗中看到的许多孩子一样。

布雷特的父母在他一岁半时就离婚了。他们的关系在婚姻存续期间一直很紧张，在婚姻破裂后仍然如此。后来他的父母都选择了再婚。布雷特在他们两家之间奔波。布雷特早年没有得到足够的情感支持，无法理解生活中的许多混乱的经历，尤其是父母离婚前后发生在他周围的父母的愤怒。他的父母太不成熟了，他们自己也太容易被自己原始的愤怒所左右，没能为他们年幼的儿子着想，也无法给予他所需的支持和理解。从早期开始，布雷特就对周围发生的事情感到不知所措和困惑。因此，布雷特的部分人格仍然处于困惑、恐慌和绝望的状态。

当他还是个小男孩的时候，他与母亲的连接当中缺乏亲密感。母亲那时在工作，布雷特被长期留在各种照顾者身边。即使他和母亲在一起时，在他看来，母亲也无法提供太多的情感结构或涵容来保护他不被周围的混乱所影响。

父母商定共同行使监护权。父母双方都表示，布雷特似乎已经很好地适应了这种安排。每个周末，他都会从一个家庭换到另一个家庭。他在学校是一名普通学生，他与大他两岁的姐姐相处得很好。然而，在每周从一个家庭换到另一个家庭一年后，有迹象表明布雷特为这种安排而苦恼。

布雷特的老师注意到他在学校的注意力开始减弱。此外，周日晚上从父母一方的家换到另一方的家的时候，他会变得更黏人和爱哭闹，随后他会迅速回到房间，尤其是他的父母在他身边发生争吵的时候。他的父母长期的大声尖叫和争执让布雷特很害怕。

布雷特开始难以入睡，哭喊着寻求更多安慰时，母亲就想到了带他去治疗。他的模式是重新入睡，但又会醒来好几次，并寻求越来越多的安抚。这种行为让他的母亲非常担心，于是她联系了一位治疗师。她担心向布雷特的父亲建议带布雷特接受治疗会遭到反驳。他的父亲反对任何形式的心理干预。他认为布雷特应该"坚强起来"，他的母亲应该设定更严格的限制，而不应在睡觉时安抚他。

于是，带布雷特进行治疗的建议被放弃了，但他仍在做令人不安的行为，特别是他在母亲家的时候。直到他的父亲和新家庭与布雷特一起度过了许多不眠之夜之后，父亲才最终同意让布雷特接受治疗。然而，他明确表示，布雷特的治疗要按照他的规则进行：（1）治疗时间不能超过 9 个月；（2）他要去面试治疗师，并拥有最终批准权；（3）治疗师不得与他的前妻有任何"秘密接触"，因为他担心治疗师可能与她串通一气让自己成为替罪羊。

治疗随即开始。布雷特主要参与传统的游戏治疗。在他接受治疗的 9 个月里，他还创作了 8 个沙盘游戏场景。无论是布雷特还是治疗师都会建议做一个沙盘。这 8 个沙盘场景说明了一个有意义的疗愈进程。

他的沙盘与大多数同龄男孩的沙盘并没有太大区别。然而，在他的沙子场景中，我们可以感受到他心灵的强大能量，正是这种能量促使他走向完整。这个案例表明布雷特的疗愈体验直接来自他在沙子中的幻想游戏。

正是这个游戏和内在幻想意象与在沙子中具体使用的意象间的交流，激活了驻留在他体内的内在疗愈能量。沙盘游戏使他有机会表达自己的感受和幻想。这种体验为他提供了能让他表达以前被压抑的感受的机会从而释放出自身的能量，并让人们看到这些情绪。

图 2-1（沙画 1）

布雷特在第二次治疗中创作了第一个沙盘（见图 2-1）。我认为这是布雷特传达他内心无序和混乱状态的方式。通常情况下，初始沙盘会描绘一种处境的外部现实，在我看来，这个沙盘同时描绘了布雷特的内心世界和外部现实。

在这一刻，布雷特处于非常疏离的状态。他被正如战斗的恐龙和散落的弹珠代表的原始材料所淹没。动物之间的不和反映了他内心深处的不和。成长过程中围绕着他的恶斗在沙盘中被描绘出来。他时常感到受这些愤怒情绪摆布，这些愤怒情绪有时确实让他难以承受。他无法说出这些强烈的情感，但他需要让我看到它们。他的意识自我显然被淹没了。

布雷特通过努力创建出了周围有很多移动物件的沙盘。他后续的沙盘更像图片，但这一盘非同寻常，是动态的——这是许多 8 岁以下儿童创作的沙盘所具备的典型特征。这个年龄段以下的孩子更有可能积极活跃地使用沙具，在沙盘里移动它们（有时非常具有戏剧性），而且经常代表沙具说话或发出声响。这一盘就是这样被布雷特创建的。

在他的游戏治疗会面中，布雷特非常活跃，注意力比较分散，从一个活动跳到另一个活动。我在治疗中能感受到他的焦虑，这些焦虑通过这种过度活跃的行为表现出来。早期的一些会面特别令人疲惫不堪，因此过程也特别难熬。

请注意，第一盘中没有内部界线，里面的东西撒落得到处都是，很像我们共度的游戏治疗会面中的状态。我在想我在沙盘治疗过程中观察到了什么。他有注意力缺陷障碍吗？我看到了他的急性焦虑吗？这种状态是激越型抑郁吗？根据这个沙盘，我得出结论，他的行为是在传达焦虑。尽管没有内部界限，但沙盘中的内容也包含了强烈的焦点、详尽的细节和内聚力，这在患有注意力缺陷障碍的孩子身上可能不会出现。父母的争吵仍然在他的生活中占据主导地位。因此，他似乎总是在竭力遏制持续存在的慢性焦虑。他根本无法放松。

尽管有三组恐龙在继续战斗，但有两只恐龙有别于其他恐龙，单独待在那，没有战斗。布雷特完成沙盘后说："这些恐龙只是不知道如何停止互相残杀，它们需要我的帮助。"接着，他拿起水壶，慢慢地、小心翼翼地给其中两只恐龙浇水。仿佛他开始体验到自己不只是被动的旁观者，自己有力量让灾难平息下来。

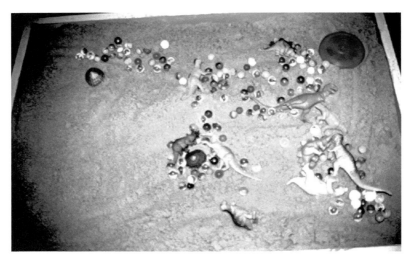

图 2-1 沙画 1

我很高兴看到他用了几个金色贝壳。金色代表一种非常珍贵的物质，也代表一种更高的特征，与太阳和地球都有关。我看到右上角红色圆盘的圆形特征，象征他内在的完整性和能量。也许他正试图从围绕着他强烈的愤怒和混乱中获得一个向中心凝聚的（centering）安全之地。在这个满是破坏性、混乱的沙盘中，我将金色贝壳和红色圆盘视作积极和前行（progressive）①的标志。我很想知道这两个象征在以后的沙盘中是否会显现，又会怎样显现。我希望这个沙盘中的疗愈能量能在治疗中得以发挥作用，这样它们就能指引他应对破坏性的家庭处境。甚至在相当混乱的局面让我犹豫时，是这个早期沙盘中的这些整体性的象征鼓舞了我。

图 2-2（沙画 2）

我很高兴看到布雷特在沙盘里使用了更多的空间。他开始移动沙子，这表明他已经准备好利用内在资源。我知道，在移动沙盘中的沙子的过程中，布雷特也在试图扩大或重组他的内心世界，这项任务对他开始面对自己的生活处境至关重要。露丝·鲍耶（Ruth Bowyer）博士的研究显示，移动沙子表明儿童有能力富有创造性地利用内在资源。她还认为，这是儿童的智力高于平均水平的表现（Mitchell & Friedman，1994）。

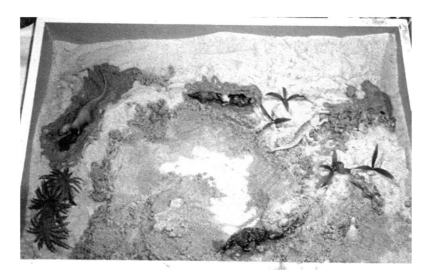

图 2-2 沙画 2

他开始使用植物。我很高兴在这里看到他的进步。植物生命的融入与内心对

---

① 前行是分析心理学的概念，荣格用前行（progression）和退行（regression）描述心理能量流动的方式和通道。——译者注

心理成长潜力的感觉有关，相比之下，荒凉的沙画意味着毫无生气。布雷特自己的成长潜力正显现出来。

图 2-3（沙画 3）

在这一盘中（见图 2-3），布雷特花了很长时间把沙子抚平，然后弄开一大块空地，这样沙盘的蓝底就可以显现出来。好像他终于能在自己的世界里为自己腾出更多空间了。当然，这对他来说一直是个大问题：父母的争吵占据了他的位置。布雷特在成长过程中无法拥有足够的属于自己的空间。然而，在这里，他终于能开始与父母进行必要的分离。他用了一名深海潜水员，也许是描绘自己潜入深海，留下大力水手和奥莉芙①，他们可能代表他的父母。

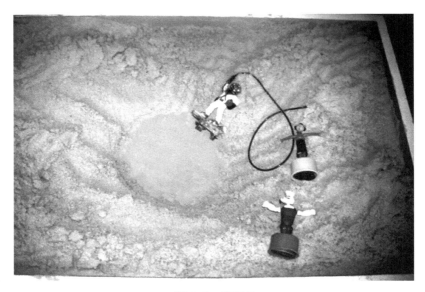

图 2-3　沙画 3

图 2-4—图 2-6（沙画 4 及细节）

这一盘让我想起了其中一个过渡沙盘，其中既有旧处境的碎片，也有正在形

---

① 奥莉芙，动画片《大力水手》中的女主角。——译者注

成的新结构的碎片（见图2-4）。这一盘里有几个新的部分，但它们还没有全部连接起来，甚至还没有站起来。一般来说，在沙盘中出现俯卧的人时，它们会提醒我来访者经历过的受伤程度之深，并且他们很难找到稳固的姿态站起来应对这种情况。这张沙画传达了布雷特遭受的摧残：道路不通畅，隧道也不通畅，魔鬼都俯卧着。

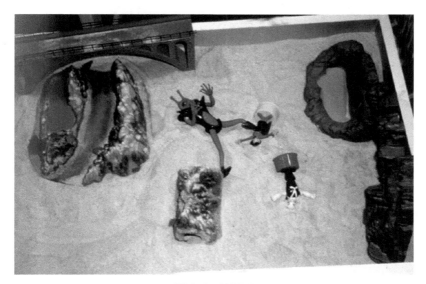

图 2-4　沙画 4

然而，在右边，一些非常重要的事开始发生。布雷特把两座山和一座桥的三个部分组合在一起，将它们相互连接起来（见图2-5和图2-6）。我看到他能选择山的这些单独部分，用桥将它们组合在一起，我把这看作在他自己的中心进行内在建设的重要隐喻。

这座桥对布雷特来说是非常重要的象征——象征着协调以及与他人关联、建立联系和沟通的能力，同时保持了他的独立性。对他来说，拥有搭桥的能力使他忍受着在两个家庭之间持续的转换。自从他创作了这个沙盘后，我就再也没有听到他父母抱怨他去父亲家或回到母亲家时会非常不安。

经过大约四个月的治疗后，布雷特的睡眠质量大大改善。据他的老师说，他开始在社交方面活跃起来，令所有人惊讶的是，他对书籍产生了新的兴趣，成了一名狂热的阅读爱好者。

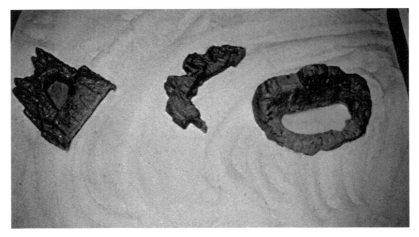

图 2-5　沙画 4 细节 1

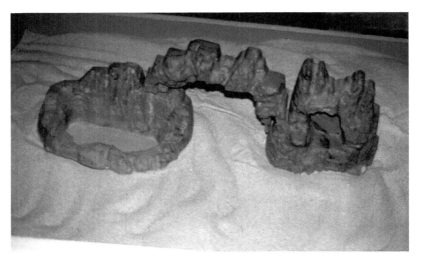

图 2-6　沙画 4 细节 2

图 2-7（沙画 5）

布雷特再次在沙盘中为自己留出空间（见图 2-7）。他用小狗布鲁托描绘自己，即使战斗仍在继续。他选择把大力水手和奥莉芙放在城堡顶端，虽然在空间上保持着一定距离，但仍在同一栋房子里。也许这座城堡是容纳父母的容器的开端。这种行为在做沙盘游戏的孩子中很常见：在系列沙画中重复使用一个或多个人物。普鲁托（沙盘里的一个人物——代表布雷特）单独站在山／桥上，布雷特再次将山／桥放在沙盘里。请注意，现在他有了更客观、更独立的视角，因为他学会了纵观全局。令人震惊的是，这种分离和结合是可能的，即使恐龙仍在战斗，新的成长和他的分离仍在继续。

在学校里，布雷特的老师向家长报告说，他的阅读水平有所提高而且他现在是班里最棒的读者。布雷特和他的父母都以他为傲。

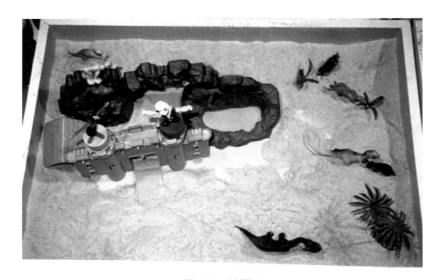

图 2-7　沙画 5

图 2-8（沙画 6）

在这幅沙画中，普鲁托（布雷特）继续将大力水手和奥莉芙分隔开来（见图2-8）。虽然战斗仍在继续，但在这一盘中却有所缓解。现在普鲁托看向绿洲，不再转向大力水手和奥莉芙。虽然布雷特的外部现实没有任何改变，但他的行为似乎变得更坚定和独立了。水仍然是布雷特的重要主题。这一次，它也许象征着内在给予生命和滋养的源泉。

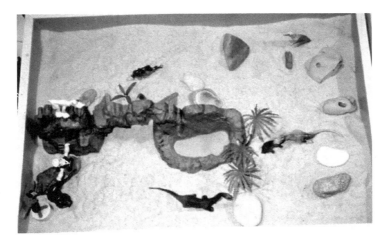

图 2-8　沙画 6

图 2-9（沙画 7）

　　布雷特的治疗还剩一个月。他每周都在努力组装一个火箭船模型（见图 2-9）。他通过付出很多耐心、仔细阅读和遵照说明，才完成了这个模型。我们都为他的这一成就感到自豪，他一直期待着使用它。他跟我讲他完成火箭船后，自己对如何使用火箭船有很多富有想象力的场景，其中之一是在沙盘游戏中使用它。

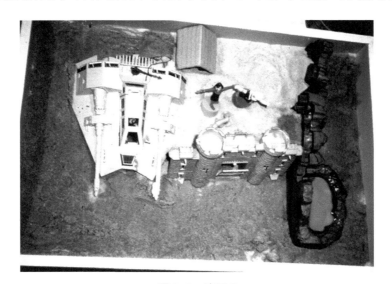

图 2-9　沙画 7

在这一盘里，山／桥结构继续被使用，他引以为豪的新造的火箭船也出现了。看到他们一家人在中央团聚，我既高兴又惊讶。外在处境没有改变，但在对其内在状态的描述中，出现了深刻的解决方案。

当布雷特把这些碎片放进沙盘后，他花了很长时间在外缘浇水，似乎是要让一切平静下来。也许这是为了给他滋养，将新的自我推向这个世界。一个新的、单个的房子出现了，这也许最终会成为他在冲突环境之外体验自己的地方。此外，现在大力水手和奥莉芙成为他在外在生活中从未经历过的令人愉快的内在父母意象。在创作这个沙盘时，布雷特的动作强度很大。

图 2–10（沙画 8）

最后一盘是布雷特在最后一次治疗中创作的（见图 2-10）。这时，他父亲给我们设定的 9 个月的一起工作时间已经结束。我和布雷特都非常清楚，这将是我们的最后一次会面。在我看来，这一盘几乎是在一种神圣的气氛中被创造出来的。

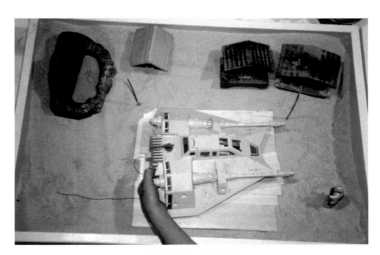

图 2-10　沙画 8

布雷特开始创作这一盘之前，他让我在沙盘里放两根香，并为他点燃。他从放进三栋房子开始。我在想现在是否有一个单独的空间给母亲、父亲和他自己。他用了多次用过的山上的水池部分，小心翼翼地把水装到一半。他在水池里放了一条橙色的小蛇（蛇是转化的象征，蛇会有规律地蜕皮）。我相信布雷特自己也经历了一次转化。

　　他让我把他看到的堆在我办公室外面的木头拿来，用作发射火箭船的平台。他的内心正在为新的分离做准备，不仅是与我分离，而且是与他敌对的父母分离。我把木头给他后，他把飞船放在发射台上，说他想让我在他即将把飞船升空时拍张照片，如果我没有他的手在照片上，我就无法掌握整个故事。布雷特说："我想让这个《星球大战》中的人物爬上飞船陪着我，这样我就不会孤单了。"我看到他的成长正好提供了他所需要的——尤达，一个聪明的原型伙伴。

　　布雷特已经从孤立、恐惧和困惑的状态转变为自信、清晰和有力量的状态，他现在已经准备好起飞了。这个小男孩像许多做沙盘游戏的孩子一样，一旦可以自由地发挥想象力，做回自己，他就能找到通往内心家园的路。他能从沉浸在疏离的状态变得专注于对自己完整性的内在感觉。

　　这一系列沙盘显示了布雷特心灵的深刻重组。在他的外部世界，他父母的紧张关系持续不变。然而，布雷特内心安全感的发展为涌现的独立的自我奠定了基础，能在他的特殊旅程中跟随并陪伴他，这是愉快且动人的。

第三章　原型的生命阶段

THREE

本章分析了三位成年女性创造的沙盘游戏场景，她们都处于生命的过渡期：（1）月经来潮前；（2）血的到来；（3）月经结束。这三个不同阶段通常是"积木"，定义了变化和／或可能的转化，开始进入另一个生理和心理意识的层次。

认识到这些是普遍存在的主题，往往可以让女性在这些人生转变的过程中感受到与女性奥秘的联结。这些过渡时期大过单纯的个人事件，它们也是原型事件，它们能让我们理解这些事件远超出我们自己的控制能力范围。这给我们带来了安慰和支持，因为我们超脱了平常的生活，进入更大、更混乱的过渡时期，这也提醒我们，我们只不过是伟大生命链条中的一小环。

这三位女性经历的特殊意象与有史以来显现的意象相似。因此，沙盘游戏激发出的个体想象力，创造出的个人意象，将每个人与更大的原型世界联系起来。这正是这三位女性所能做到的。

荣格在谈到想象的工作方式时写道："它的功能像一盏灯，而不是一面镜子。"因此，当意象出现时，头脑不是被动的，个体必定有主动参与这个意象制造的体验。

在当今文化中，启蒙仪式（initiatory rites）几乎不存在。人生的过渡时期，如开始成为女人（如月经来潮），往往没有得到正面承认。这使得这些和其他人生过渡时期更难以接受和体验。

埃里希·诺伊曼（Erich Neumann）曾这样描述："现代人中，集体仪式已不复存在……精神障碍频发的阶段不仅在童年、青春期、已婚状态和中年，也在弥留之际。生命中的所有这些阶段以前都是神圣时刻，集体会通过仪式介入这些时刻。而在当下，对一个意识不足以让他活出自己的人来说，这些往往是受困于精神疾病和焦虑的时刻。"

某些文化似乎比我们自己的文化更能庆祝人生的过渡阶段。他们的仪式通常包括一位或多位年长者，他们自己经历过这种体验，可以在这个变化的时期提供感同身受的引领和支持，保护这个人免受抑郁、困惑和压倒性情绪等危险的影响。

在以下三个案例的治疗关系中，沙盘游戏激活了心灵的本能智慧，为启蒙性的生命体验提供了必要的空间。对这三位女性来说，来自她们深层原型的部分使她们明白必须举行富有意义的仪式，以确认自己正在从一个生命阶段通向另一个生命阶段。

案例一：贾斯敏的启蒙过程

贾斯敏的母亲带她来接受治疗，因为母亲担心贾斯敏退缩、焦虑，还可能抑郁。这位 10 岁来访者的案例能让我们明白个体是如何向青春期过渡的。

贾斯敏的母亲形容她是一个讨人喜欢、聪明、有创造力、让人很难懂的孩子，她对挫折的容忍度很低，遇到挫折时不是放弃就是哭泣，但在学校表现得非常好。

贾斯敏与父亲有种距离感。她的父亲忙碌、有权势、广受赞誉，但经常不在家。他热情且有魅力，但经常不在贾斯敏身边。她希望能有更多时间和他在一起。他喜爱游泳，贾斯敏很喜欢和他一起游泳。

据她的母亲说，贾斯敏否认自己很担心并在时刻保护她的母亲。然而，就在治疗开始时，贾斯敏做了一个猎杀鲨鱼的梦。在梦中，贾斯敏跳入水中告诉她的母亲鲨鱼来了，尽管她的母亲不在水里。

在为期 10 个月的每周一次的治疗中，贾斯敏创作了 26 幅沙画，本章收录了其中的 15 幅（为了方便展示，对其进行了编号）。

图 3-1 和图 3-2（沙画 1，两种视角）

沙画 1 里有一块琥珀色石头、乌龟、有胳膊有腿的骨头（长方形沙具）、图腾柱、两个印第安木偶、蚂蚁和三条蛇（见图 3-1 和图 3-2）。

在这个初始沙盘中，贾斯敏在沙盘上方举着太阳（太阳的能量）。似乎她的新能量（由婴儿代表）需要帐篷保护免受太阳的攻击，才能让她健康地生长发育。我觉得这是无意识给我的信息，告诉我要小心翼翼地行动。两位印第安女性（一对母女）紧紧地站在一起，撑着伞保护自己免受阳光炙烤。她们脚下是盛放食物和水的器皿，然而这些器皿都是空的。她最初把食物放在器皿里，然后把食物取出来，向我暗示她可能还未准备好开始旅程，特别是烈日当空的情况下。

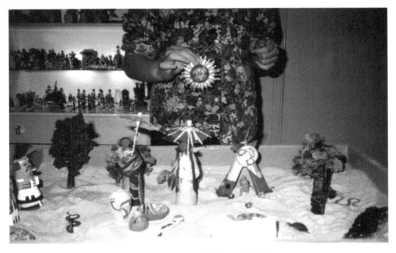

图 3-1　贾斯敏的沙画 1 视角 1

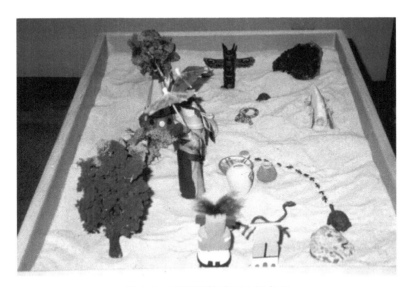

图 3-2　贾斯敏的沙画 1 视角 2

从侧面看向沙盘时，很明显，两位印第安女性很亲密，这证实了贾斯敏母亲的看法。她的母亲很担心，因为贾斯敏似乎太依恋她了。例如，她说贾斯敏经常凭直觉猜出她（母亲）的感受和想法，而从不表达自己的感受和想法。她的母亲也感到不舒服，因为贾斯敏从来没有对她表达过愤怒。相反，贾斯敏试图保护她，她似乎觉得自己对母亲的感受负有责任。

在这个沙盘里，贾斯敏的能量似乎被激活了；图腾柱和卡奇那人被认为唤起了古代祖先的能量。这些树显示出生长发育的潜力。凯·布莱德温（Kay Bradway）认为，蛇表明她心灵的原始层次被激活了，蛇可以成为通往彼岸的桥梁。

这个女孩需要开始过自己的生活，开始为她后来的启蒙经历做好准备。她觉得自己需要照顾母亲，这妨碍了她个人的发展和前进。与此同时，她将父亲理想化，但他却无法为她提供帮助。她需要进入自己的存在模式，切断心理脐带。

图 3-3（沙画 2）

一个月后，贾斯敏在第二个沙盘里创造了一种神圣的气氛（见图 3-3）。女性化的佛像占据中心位置，暗示着女性力量已经被激活。据贾斯敏介绍，这尊佛像守护着宝物——蛋、烛台和王冠。我当时想："这三个元素是贾斯敏成长的必要条件。"

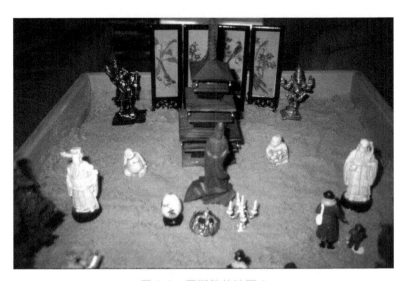

图 3-3　贾斯敏的沙画 2

就像第一盘中在帐篷庇护下的婴儿一样，贾斯敏的蛋需要庇护和保护才能生长。当然，人类的卵子需要子宫的庇护才能发育。在蛋壳的照顾和保护下，蛋预示着出生的可能性。

　　沙盘中的王冠可能预示着贾斯敏有能力超越目前的处境。王冠通常是精神发展的象征，也就是说，更高的原则战胜了本能的基本原则。荣格认为王冠是卓越的象征，因为它暗含着达到发展最高目标的可能性——精神发展。荣格说："那些征服了自己的人赢得了永生的王冠。"烛台象征着精神之光、理解与救赎。当我看到这三个象征被放在提供保护的女神面前时，我知道贾斯敏有潜力走上自己的个人道路。

图 3–4（沙画 3）

　　两周后，在第三盘中，贾斯敏创作了一个与她年龄相符的场景（见图 3-4），她在这个场景中审视了自己童年的景象，与前一盘中的景象形成对比。她将自己放在一座桥上，客观地俯瞰这个地区。我在这里看到了一种更具反思性或客观性的观点发展的证据，或者换句话说，观察自我的证据。

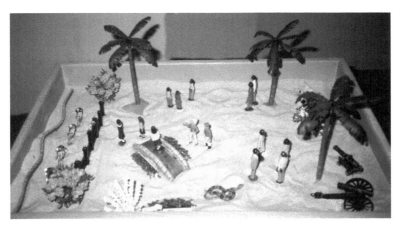

图 3-4　贾斯敏的沙画 3

　　贾斯敏是一个成绩出色、思想像成人一样"成熟"的孩子。她的母亲形容她有一个"老灵魂"。贾斯敏很少让自己像个孩子一样自由地玩耍、享受公园的景色，比如她在沙盘里创建的公园。然而，她的公园并非完全无忧无虑，背景中有种明显的威胁，以男性特质的大炮为象征。公园和外面的世界之间有一道栅栏。

那么，这道栅栏是为了保密、保护隐私、庇护还是其他什么？

在前一个沙盘里的女神出现后，现在有了更多空间让她更客观地审视自己。然而，移动空间（自行车移动的地方）仍然有限。第一盘中的蛇和第二盘中的花树暗示了转化和新发展的可能性。

图 3-5 和图 3-6（沙画 4）

结合前一盘，贾斯敏两周后创作的第四盘很好地展示了其前后运动的发展过程。上一盘探索了她更像孩子的世界后，贾斯敏的心理在向更广阔的方向发展。在沙画 4 中，王冠再次出现，被放在地上，似乎在等待女性来认领（见图 3-5 和图 3-6）。

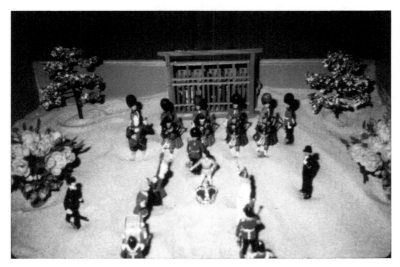

图 3-5　贾斯敏的沙画 4 视角 1

据贾斯敏说，王冠是游行队伍的一部分。国王、公主和王后正朝着王冠和王妃走去。现在，也许有更多的活动空间。贾斯敏表示，王后需要许多卫兵（在路上排队）。她向我展示了"普通人站在（栅栏后面）观看"的地方。似乎她的心理在预示着她的新发展，即女性与男性平等结合的可能性，而不是害怕或躲避男性。金色的马车已经备好，正在等待出发。

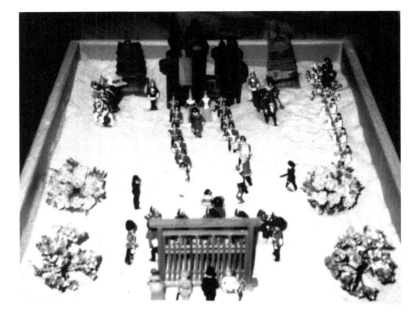

图 3-6　贾斯敏的沙画 4 视角 2

图 3-7（沙画 5）

两周后，贾斯敏又创作了一个沙盘（见图 3-7），她将其命名为"波士顿 1774：波士顿茶会"。在准备创作这个场景时，她改变了站立位置，我们与对方面对面。她想让我在她创作的时候观看整个沙盘，这样我就可以见证她的解放行为。对在这之前听话的女孩来说，在沙盘里展现出愤怒或攻击性是相当大的成就。然而，她在以叛逆的美国人向港口扔茶的形式传达自己的叛逆。她需要一位年长的女性观察者（治疗师）见证她与生俱来的青春期叛逆。

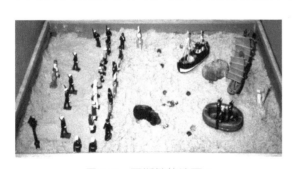

图 3-7　贾斯敏的沙画 5

图 3-8（沙画 6）

贾斯敏在前一个沙盘中展示了与其年龄匹配的叛逆后，在同一天，她为更多适龄的比赛（棒球）和适龄食物的营养腾出了空间：汉堡、薯条和苏打水（见图 3-8）。在沙盘的另一边，她描绘了一场毕业典礼，表明她已准备好进入新发展的下一阶段。

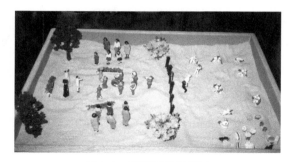

图 3-8　贾斯敏的沙画 6

图 3-9（沙画 7）

两周后，在贾斯敏称之为"儿童蜡像馆"的地方有了更大的空间，可以进行更广泛的体验（见图 3-9）。此处，人们以客观的自我看待儿童般的人物。我心想："哦，就好像贾斯敏在以客观的姿态回顾她已经过去，但保存在博物馆里的童年。"

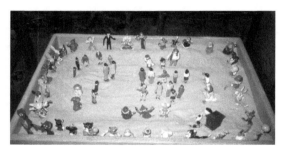

图 3-9　贾斯敏的沙画 7

图 3-10（沙画 8）

在这个三周后创作的沙盘中，女性再次成为核心人物（见图 3-10）。这一次，这个人物是女王而不是公主，是一个更成熟的女性，并且会以更接近她自己的身份出现。贾斯敏说这是英国女王带着她的马车和私人警卫来到加利福尼

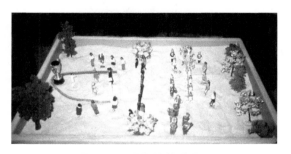

图 3-10　贾斯敏的沙画 8

亚州。我想："新的东西来了，而且它宣布了自己的到来。"沙盘的左侧是一个金色的奖杯，前面站着一个白衣女孩。贾斯敏告诉我，她过几天将参加拼字比赛，她希望能获胜（虽然没有获胜，但她表现得也很出色）。

图 3-11（沙画 9）

在上一盘沙画中的女王抵达一个月后，在一个神圣的地方举行了庆祝活动

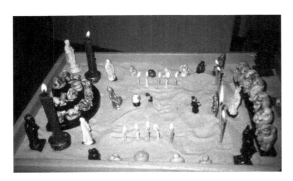

图 3-11　贾斯敏的沙画 9

（见图 3-11）。贾斯敏在这一盘引入了新元素——火，这表明她的内心已经进入新的状态。我能感觉到，她点燃红蜡烛时非常兴奋。警卫再次出现，保护着她的圣地和她所说的秘密蛋。蛋在沙盘的中央，在穿粉色衣服的女孩和佛像之间。我在想，秘密蛋和红蜡烛是否预示着她未来的月经和变得更成熟。

图 3-12（沙画 10）

三个月后，再次举行庆祝活动。蛋已成熟，婴儿出生了（见图 3-12）。她在

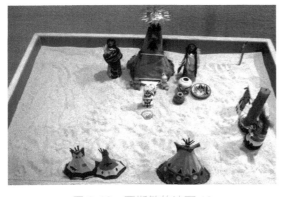

图 3-12　贾斯敏的沙画 10

周围的帐篷里放了更多的婴儿，这表明更多的潜力尚未显现。蛇的能量跟随着她并帮助她。她在初始沙盘里用过的两个女人再次出现，但现在她们之间的距离变得更远了。这一次，打开的容器里装着她称之为"以前"的东西。印第安人很显眼，还有一支红蜡烛。然后她让我拍照。

图 3-13（沙画 11）

她在同一天创作了这一幅沙画（见图 3-13），并且把高大的沙具保留在相同位置。然而，贾斯敏把太阳从最大的圆锥形帐篷的顶部移到地面。然后，她把两个婴儿放在帐篷前，加了几个小的沙具（包括金色的沙具），并且在沙盘中放置了28 颗圆形蓝宝石。

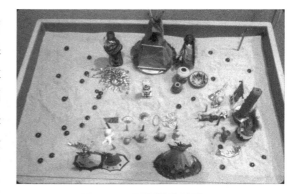

图 3-13 贾斯敏的沙画 11

图 3-14（沙画 12）

国王和王后从城堡来到这里，正在两排士兵之间行走（见图3-14）。在沙盘左侧，人们正在围栏后面观看。

图 3-15（沙画 13）

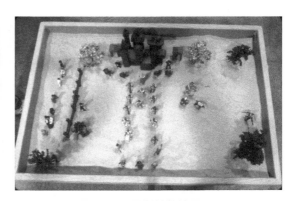

图 3-14 贾斯敏的沙画 12

在创作第 12 幅沙画的同一天，贾斯敏在沙盘短边创作了这一盘（见图 3-15）。这幅沙画非常对称。许多绿色植被分布在整个沙盘中，这意味着她的内心的成长。沙盘顶部 1/4 处的围栏区域里有 2 张床和贵重物品，被开花的灌木围起来。她在左上方放了 1 个黏土器皿、几只动物、1 只孔雀，均匀地排列在沙盘周围。接着，她创建了 5 个横排，每排都有四五个均匀放置的圆形宝石：从近及远依次为红色的、蓝色的、透明的、更小的透明的和绿色的。

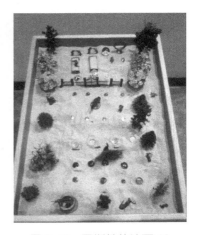

图 3-15 贾斯敏的沙画 13

图 3-16（沙画 14）

在沙盘的顶部、右侧和底部，贾斯敏放置了许多沙具，其中包括三顶帐篷、两把东方纸伞、几个人物、一个泥罐、一个顶部有金戒指的扁篮子，还有许多绿植（见图 3-16）。沙盘左侧是一个坐在黄色独木舟上的人，正朝着沙盘顶部移动，沙子的轮廓像一条河。在沙盘中央的长方形空间中，沙子的排列方式暗示水平运动。靠近空地右侧的是一位骑着白马的女性，她在朝右前进。马的上方是一个身穿红色衣服的人，他在用枪指着马和骑手。在空地的左下角是一匹没人骑的黑马，背上有一条黄色的毯子。此外，在这片空地上还有几只小动物。

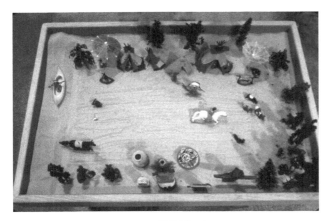

图 3-16　贾斯敏的沙画 14

图 3-17（沙画 15）

贾斯敏的最后一个沙盘美丽且有序（见图 3-17）。她把绿树放在每个角落附近，还有五座塔和一口井。在中央，两个金色物体和两个球体围绕着一个屏风。在创造这个场景后，她表示自己已经准备好结束治疗了。

贾斯敏的所有沙盘都是精心安排的，尤其是最后一盘。贾斯敏又接受了一次咨询，我们观看并讨论了她创作的沙画。她告诉我，她现在感觉没那么焦虑了，可以

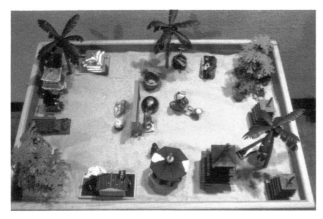

图 3-17　贾斯敏的沙画 15

更自由地做自己了。

案例二：血的来临

弗兰（Fran），16岁（近17岁），还没有开始来月经。她的沙盘游戏体验帮助她从童年状态向更充分、更成熟的女性意识过渡。

弗兰的母亲与我的一位同事做过分析，她很担心自己的女儿。弗兰的身体已经发育完全，但还没有来月经。家庭医生建议给她注射激素让她来月经。然而，弗兰的母亲内心对这种医疗方法产生了抗拒。母亲的前治疗师表示，也许沙盘游戏可以揭示她女儿发育中隐藏的一些障碍。此后不久，弗兰的母亲便打电话给我，为她女儿做了预约。

弗兰的父母离婚了，她与母亲、继父和姐姐一起生活。在治疗过程中，我们谈了关于她的生活的很多方面，梳理了她对父母离婚的感受，以及学校里让她担心的问题、驾照和朋友，但从未谈及对尚未来月经的感受。我们之间很少直接谈论她在沙盘中表达的深层问题。

在我们9个月的工作过程中，弗兰定期创作沙画，但不是每周都做。在创作沙盘的过程中，她经历了2个维度：（1）意识的、社会的和言语的层面；（2）非言语的、无意识的层面。这两个层面的交流同时进行，是对她的成年仪式至关重要、相辅相成的部分。

图 3-18（沙画 1）

弗兰的第一个沙画是在第三次治疗过程中创作的（见图 3-18）。让我感到震惊的是这一盘沙盘干旱且毫无生气，她放置的动物之间缺乏联结，可以反映出她家中发生的事。看到放在镜子旁边的空椅子，我很难过。这也许代表了她的母亲近在咫

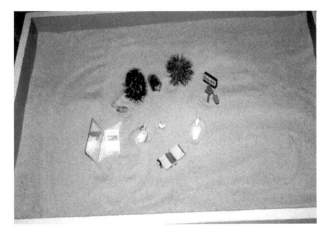

图 3-18　弗兰的沙画 1

尺却无法镜映她。沙盘中的所有物件都靠得很近，彼此之间却没有联结，都是面向外面的空间。郁郁葱葱的绿色树木充满了希望，这表明（或暗示）了复兴的可能性。豪猪看向中央的汽油泵，也许它像弗兰一样看向我以帮助其连接到自己的内心深处，以获得滋养。

图 3-19（沙画 2）

几周后，弗兰创作了沙画 2（见图 3-19）。我认为这个沙盘是她目前状态的写照，现在她的更深层的感受被激活了。虽然沙盘里有冲突存在，但我觉得存在更多的能量了，这让我松了一口气。一场内斗正在进行，一名军事指挥官控制着整个场景。我看到军用卡车和作战士兵反映了她的生活情境中具有破坏性的一面。

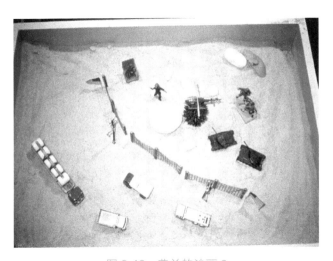

图 3-19　弗兰的沙画 2

在沙盘中央，一架直升机被困在树上。她的发展停滞不前，直升机也是如此。她的自然生长（以树的形式）的确是正在发生。这里描绘的是她被困在一场由男性主导的斗争中。我在想她如何才能挣脱这种强大的阳性特质的禁锢。

图 3-20（沙画 3）

这三只蜘蛛也许代表了她家里的三位女性，包括她自己（见图 3-20）。独自坐在桌旁的小女孩与弗兰在家中的适应方式相似——不要长大和疏远其他人，因此远离家庭冲突，以便让自己感到安全。这一切都是随着时间的流逝发生的，时间在不停地流逝。我默默地想，她是否会振作起来，也许很快就会来月经？

大约在这个时候，弗兰因另一个成人仪式而焦虑，这个成人仪式将使她更接近成人世界——获得驾照。

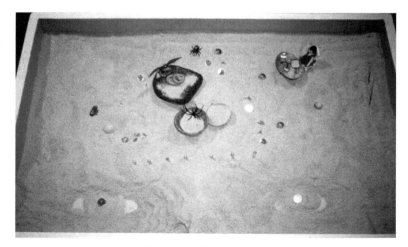

图 3-20 弗兰的沙画 3

图 3-21（沙画 4）

她创作完这一盘后说："我正从一片黑森林里走出来，我真的很惊讶在这里发现了这口井。"在这个沙盘中，弗兰来到她自己的中心，以这口井为象征，象征她内心深处的源泉（见图 3-21）。老朽的树枝和垂死的树木向我表明，弗兰正在放下她早年生活在其中的天真。希望她现在正准备进入发展的下一个阶段。

在创作这个沙盘一个月后，弗兰完成了驾驶课程并顺利通过了驾驶考试。在接下来的几个月里，她表现出更多的能量和自信，同时对她的早年生活有了更多的反思，并开始展望自己的未来。

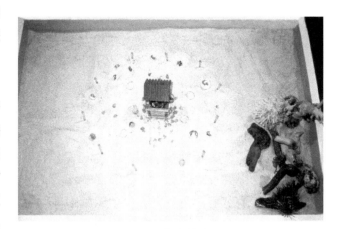

图 3-21 弗兰的沙画 4

图 3-22（沙画 5）

弗兰逐渐投入深度思考的状态，在完全沉默的情况下创作了这幅沙画（见图 3-22）。她完成后说："我猜那就是她。独自一人，将要离开。"我意识到她说的是正在离开的那个想象中的孩子。

随着时间的推移，弗兰开始找到力量，在家庭中变得更直言不讳，从而更投身于家庭生活中。

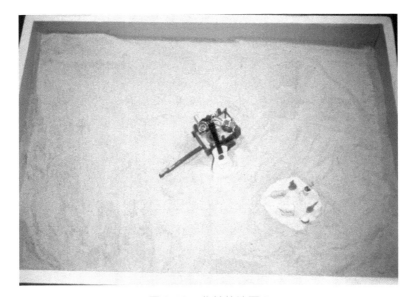

图 3-22　弗兰的沙画 5

图 3-23（沙画 6）

弗兰在制作这幅沙画时投入了难以置信的能量（见图 3-23）。镜子平衡了她的女性自我中最珍贵的珠宝。一面镜子已满；另一面使她能够反思这段对自己产生强烈影响的经历。金色贝壳代表了她现在感受到的与之相连的深层价值。红色圆盘是月经来潮的能力。灯塔表明她正走在这条路上。栅栏是她已经抛在身后的旧的限制。

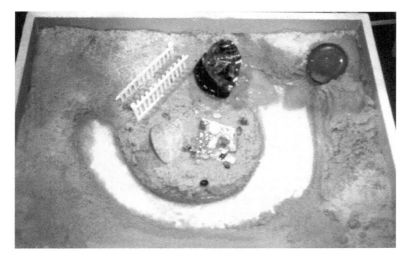

图 3-23　弗兰的沙画 6

图 3–24（沙画 7）

　　一个月后，弗兰默默地走进我的办公室，坐了下来。她低着头，没有讲话。我尝试说的话似乎都无法触动她，也不能打动她。我从未见过她如此完全退缩和沉默。然后，我问她是否愿意做沙盘，她慢吞吞地走进沙盘室。我很担心她突然出其不意地坠入这个非常黑暗且孤独的地方。

　　她首先在沙盘中央摊开了一块空地，慢慢地往里面滴下红色和黑色的烛蜡（见图 3-24）。看着她一声不吭地做着这件事，真是非常扣人心弦。她在沙里这样做时，我激动得快坐不住了。接着，她抬起头来看着我，眼里噙满了泪水，泪水顺着脸颊流下来。然后她向我宣布："我

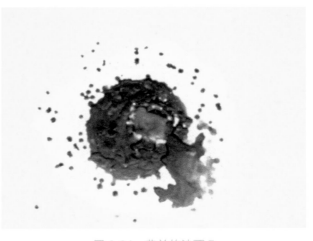

图 3-24　弗兰的沙画 7

今天在学校来了月经。"然后她吹灭了那两根蜡烛，二话不说跑出了办公室。

她的眼泪，她简单的话语，伴随着她的手在沙子里能够表达的东西——所有这些都汇集在一起——源自她内心深处的某个原型，即她在沙子里创造了一个迫切需要但独特的、属于她自己的启蒙仪式。能够见证这个神圣的启蒙仪式，我感到荣幸，也很感动。

图 3-25（沙画 8）

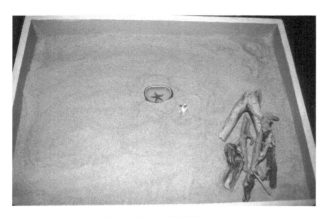

图 3-25　弗兰的沙画 8

我看到浮木就像她过去的儿童般的身份，现在被丢弃了（见图 3-25）。鹈鹕——滋养、自我牺牲的母亲在附近观看——指出了弗兰与母亲原型积极地面向新的联结。海星能在旧肢受伤后长出新肢。在使用海星的过程中，弗兰也向我证实了她能恢复自己的各个部分。

随着最后一个沙画的完成，我们的工作结束了。弗兰显然已经步入了成年女性的行列。我觉得正是她新发现的意识以及与自我的联系，让她能自由地摆脱外倾、物质主义的生活方式，从而让她走向成熟。我也相信，正是沙盘游戏的体验支持着弗兰通过成人仪式，使她获得了她所需要的体验：她自己的血液奥秘的启蒙仪式。

关于我们的生命运动，可以引用荣格的一段话：

我们的生命就像太阳的轨迹。上午，它的力量不断增强，直到正午时分达到顶峰……稳定地向前运动不再意味着力量的增加，而是减少。因此，我们处理年轻人的任务与处理老年人的任务的过程是不同的……如果认为生命的意义会随着青春期和扩张期的到来而耗尽，那就大错特错了；生命的下午和上午一样充满意义；只是，其意义和目的是不同的。

一位更年期女性：终止流动

讲完处于生命前半生的弗兰的故事，我们现在谈谈处于后半生的更年期女性雷切尔（Rachel）的故事。沙盘游戏帮助雷切尔找到了血液奥秘最后阶段的独特意义和目的。

雷切尔是中西部一家州立医院的护士，她在那工作了 20 多年。她在一个月的公休假中，在洛杉矶荣格研究院注意到一本介绍我正在举办的沙盘游戏研讨会的小册子后，打电话与我预约。

然后，我们开始了工作，她在洛杉矶的时候，我们每周工作几次，后来的十年里，她多次来到洛杉矶，继续我们的工作，后来她搬到了洛杉矶。我们见面的时间里，主要运用了言语治疗和沙盘游戏治疗，它们给予了她很多帮助。

我们第一次见面时，雷切尔四十岁出头。她来接受治疗并不是因为任何令人不安的"更年期"症状。直到我们工作的最后阶段，她才提及有关更年期的问题。她接受治疗是因为她有一种空虚感，她的生活似乎没有任何方向。雷切尔从未结婚。但当时她生活中最直接、最令人沮丧的问题是与一个已婚男人的长期关系，这段关系似乎没有任何进展。

雷切尔两岁时，她当时只有 16 岁的母亲把她送给了她自己的未婚姐姐，母亲的姐姐比母亲大 14 岁，住在附近的一个小镇上。

雷切尔出生后不久，她的父亲便离开了她们母女。雷切尔两岁时，她的母亲因自己的需求与学步期的雷切尔的需求有冲突而不堪重负。随着时间的推移，雷切尔的母亲来看她的次数越来越少。在接下来的 15 年里，雷切尔一直和她的姨妈住在附近的小镇上，直到上高中。当时，她回去与母亲和她的第四任丈夫一起短暂生活了一段时间。她对母亲和姨妈的态度都是相当消极和排斥的。这种排斥是由于她母亲有众多男性朋友，而她的姨妈则完全献身于教会。她的母亲有许多男性朋友，其中一些人与她同居过，另一些与她约过会。相比之下，她的姨妈完全献身于教会，不仅周日去做礼拜，而且经常坚持让雷切尔陪她。

在姨妈的鼓励下，她在学习成为一名修女的最初过程中获得了一些早期的满足，但是她的兴趣开始减弱。然后，她决定成为一名护士，于是开始攻读护理学位。

虽然雷切尔在工作结束时才提及绝经状态，但回过头来看，她的无意识显然清楚地意识到了这种状态，但我们两个人当时对此一无所知。请注意，她的沙盘中有丰富的颜色（如红色等），以及她创造的一些形状。

图 3-26—图 3-29（雷切尔的沙画 1）

她在创作第一个沙盘的过程中投入了极大热情（见图 3-26 至图 3-29）。处于中心的是一个暴虐的男性形象，他侵入了她的内心世界。她说，站在桥上的是一个魔鬼般的家伙，用三叉戟欺负周围的人。她形容他是个"残酷的监工"。

我注意到背景中那个被动的美人鱼躺在岩石上。我很高兴看到这些树木自然地有机生长，以及右边角落里那对拥抱的情侣。我认为这些都是充满希望的迹象，表明她内心有可能实现的，以及她可能在外部世界实现的事物。这些给了我希望，也表明这个进程可以朝着积极的方向发展。

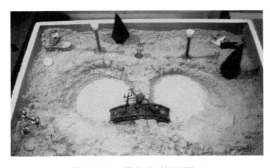

图 3-26　雷切尔的沙画 1

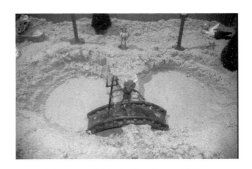

图 3-27　雷切尔的沙画 1 细节 1

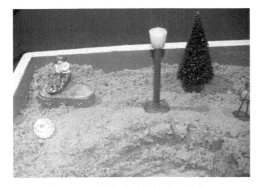

图 3-28　雷切尔的沙画 1 细节 2

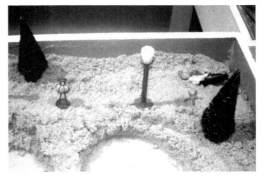

图 3-29　雷切尔的沙画 1 细节 3

图 3-30 和图 3-31（沙画 2）

在我们工作的早期，雷切尔与一个已婚男人的关系成为我们谈话的主要话题。五年多来，她一直处于这段关系中，他向她承诺会离开自己的妻子然后与她结婚，但他从未兑现。

治疗持续了大约四个月后，雷切尔花了很长时间把沙子塑造成一个看起来像蝴蝶的东西（见图 3-30 和图 3-31）。当时我很好奇她是否在塑造自己正在展开的、正在涌现的自性。当然，有些东西正在转化过程中。接着，在这个形状的顶部，分开的两部分继续被描绘出来，再次出现了同一个老魔鬼。请注意她现在在两边之间设置的障碍。

雷切尔说："我最喜欢沙盘里的许愿井。"现在她能连接到这口井（见图 3-31），而这口井恰恰可能使她连接到她最深处的自性之水。

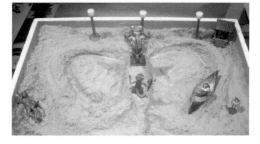

图 3-30　雷切尔的沙画 2

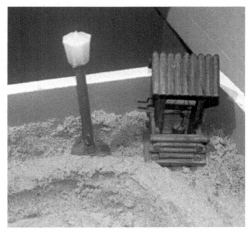

图 3-31　雷切尔的沙画 2 细节 1

图 3-32—图 3-34（沙画 3）

分裂仍在继续，但现在变成了蝴蝶的形状（见图 3-32 至图 3-34）。她的能量显然正朝着比以往任何时候都更明确、更有组织、更统一的自性迈进。她自己的火焰已经在红手和红心的意象中点燃，现在她的意象比以往任何时候都更统一和团结，占据舞台中心，统一了她自己的两面。现在，她自己的自然之

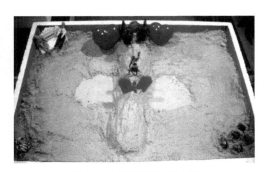

图 3-32　雷切尔的沙画 3

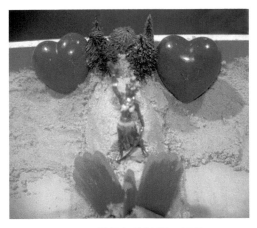

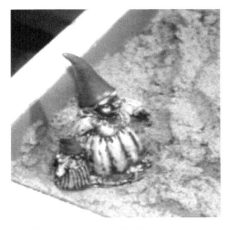

图 3-33 雷切尔的沙画 3 细节 1　　　　图 3-34 雷切尔的沙画 3 细节 2

火和能量，以两只红手和两颗红心的形式，处于中心位置。她的血液现在自由流动，这就是燃烧和照亮现场的原因。回顾与她的工作过程，我现在在火中看到的比我当时看到的更多。我当时在想，这团火是否可能是指潮热的热度。此时，她已经四十多岁了。

隐藏在灌木丛后面的是一个强大且充满活力的女人，一个能自己拿起剑的女人。我希望这个女人是雷切尔日益加强的自我的写照。远处角落里的母亲和孩子也许是在对我继续陈述她的移情感受。

做完这个沙盘后不久，她就终止了与已婚情人的关系。她第一次信守了对自己的承诺，绝对不与他联系。后来她也没有联系他。

图 3-35—图 3-37（沙画 4）

雷切尔创作这幅沙画时，她仍不确定是否应该给我看她放在栅栏后面的那个人，那个藏在火前的人（见图 3-35 至图 3-37）。在这里，我们看到她不愿揭示自己的女性本质——这一点至关重要。她隐藏的是一个古老的孕妇，一个古往今来的重生和再生的意象。我相信她的

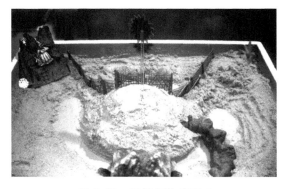

图 3-35 雷切尔的沙画 4

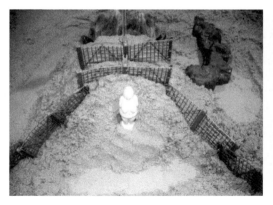

图 3-36 雷切尔的沙画 4 细节 1

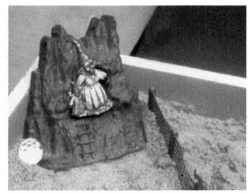

图 3-37 雷切尔的沙画 4 细节 2

矛盾心理是关于展示她自性的这一面的。

在这个沙盘中，她的真实感受和驱力正在显现，以天然肥沃的土丘、树木、池塘里的水、两座桥、隐藏在正面视野中的怀孕女神为象征。单身母亲和孩子现在从一个更好的角度继续眺望。

图 3-38（沙画 5）

雷切尔第一次在沙子上只创造了一个中央的圆形空间，在上面放了一具骷髅（见图 3-38）。在骷髅面前，放了两块墓碑，每个墓碑都放在一面镜子上，墓碑前有一只火红的手。她在骷髅后面放了三个金贝壳。沙盘里所有的沙具都在这只手的后面，就好像这项活动受到了祝福。她在四个角落放上火。她对这一盘唯一的评论是"外面的火终会烧毁这个死亡场景"。

当时，我在想她正准备烧毁和摧毁的是什么。这具骷髅是对她生育年龄结束的描述吗？当她在沙子上画圈时，我也在想她是否在参加

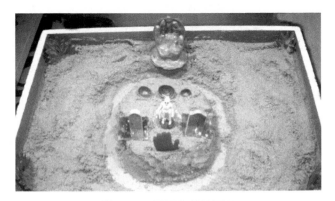

图 3-38 雷切尔的沙画 5

标志着她女性身份新阶段的仪式。当她用火填满四个角时，我注意到她有很多精神能量，似乎在推动着她前进。就好像她的内心正在"煎熬"。这些正在燃烧的是带来改变之火，还是更多是潮热迹象？

在外在生活中，雷切尔开始锁定新的方向。她现在搬到了另一座城市从事精神病护理工作，最近在当地一家小型女性医院进行了有意义的实习。她说，她现在已经为应对这一重大变化所带来的一切做好了准备。

图 3-39（沙画 6）

雷切尔缓慢而精心地创作了这幅沙画（见图 3-39）。她说："我喜欢做这个形状，喜欢把手直接放在中心的感觉。我以前从来没有在沙子里为自己留出这么大空间。"这个沙盘表明，她的中心，也就是"自性"，正在得到更多巩固，而不再那么分散和分裂，这也使她的生命能量得以充分被利用。

她在医院实习大约三个月后，在医院遇到了一个男人。他们喜欢彼此的陪伴，开始共度时光。这个男人不是天主教徒，而是来自她姨妈强烈反对的宗教派别。她既为和他在一起感到高兴，也因为巨大的宗教和年龄差异大为烦恼。

三个月后，她创作了这个沙盘，她努力创造伫立在中央的坚实的山。她几乎花了整节时间来完成这个沙盘，她在整个过程中都沉浸在静默的全神贯注之中。直到最后一刻，她才把火红的手放在山顶。当我看到这个象征时，我在脑海中回顾了她使用火的情景——有时是为了净化，有时是为了防御，有时是重申她自己的能量，现在是作为她取得的成就的标志。

制作这个沙盘后不久，她和她的男朋友决定结婚。她说，她觉得自己已经做好准备，应对这一决定带来的一切了。

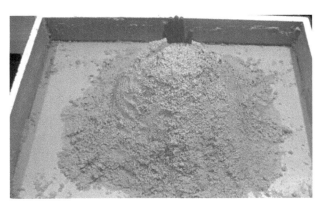

图 3-39　雷切尔的沙画 6

图 3-40（沙画 7）

　　雷切尔又一次满怀热情地在中心造了一个大的圆形土丘，这次，土丘顶部是她到我的花园采摘的一朵花，这个自然元素象征着她自己的自然中心，也与她对我的移情感受直接相关（见图 3-40）。这一沙盘扎扎实实地描绘了自性与自我关系得到巩固，自性居中，足以帮助她继续前行。

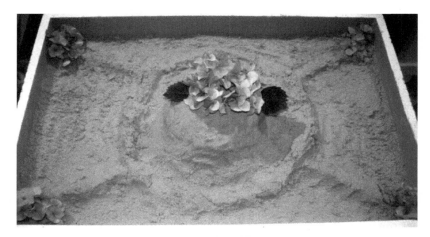

图 3-40　雷切尔的沙画 7

图 3-41（沙画 8）

　　这个沙盘是在她婚后一个月创作的（见图 3-41）。她告诉我这是一个有两个月亮的中心。古代和现代的智慧都认为女人的基本特征是周期性的，就像月亮和潮汐一样。女人的能量先是渐满，满月时光芒四射，然后渐亏。

　　她告诉我，她感觉自己比以往任何时候都更稳定、更安定，没那么混乱，这种感觉就像奇迹。我对她在沙盘中所描绘的个人幻想是，两个恋人一起用勺子舀出的形状，或者我们之间的移情和反移情，也许这也是她小时候从未体验过的，原初的母子一体。

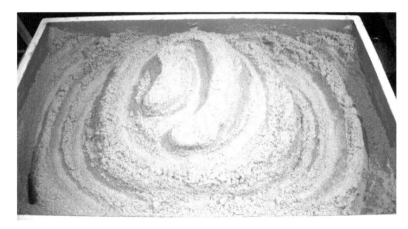

图 3-41 雷切尔的沙画 8

雷切尔最近刚满 50 岁。前一周，她还去看了妇科医生，医生告诉她，从她的化验结果可以清楚地看出，她现在绝经了。她对这个消息感到非常惊讶。

制作了这个沙盘后，她说："我从来没有像接受沙盘治疗时那样感觉自己的内心正在凝聚。"有趣的是，尽管我正进入更年期，但它看起来好像有一个产道，还有某种能量准备好并愿意接受它。"

我相信她孕育了她富有创造力的女性自我，这是一种真正的心理分娩，此刻她正感受到心理分娩的圆满。

她还告诉我，她的丈夫发现她很有性魅力，使他很兴奋，这让她非常高兴。一种重要的联结和新的活力感以一种最激动人心的方式出现在她的身体、精神、自我和内心深处的自性中，她正将这种活力充分展现出来。

在我们受保护的空间里，沙盘游戏已经成为一种重要手段，通过沙盘游戏，雷切尔能让自己受到心灵的原本内在智慧引导。

这种联结能使她探索自己的女性奥秘，通过仪式进入这种新的转变。雷切尔现在过着更充实、更满足的生活。

结语

所有这些女性都能利用她们所参与的沙盘游戏体验增强疗愈效果，从而使她们接触自己精神生活的原型深处，找到能推动她们个人生活的启蒙仪式。

第四章　童年丧失

FOUR

在生命早期失去父母或经历不同的创伤经历，会对儿童产生巨大影响。这不仅会对儿童产生直接影响，而且会改变他们对生活的看法，影响到他们如何度过自己的一生。沙盘游戏能帮助这些儿童（以及成人）表达和理解早年可怕的生活经历的影响，从而帮助他们修复这些创伤。

荣格学派的创伤研究、依恋理论或神经科学研究可以提供心灵如何自我修复、年轻大脑如何发育，以及儿童成长和学习的最佳条件的有用信息。

例如，沙盘游戏疗法的非言语技术绕过了思维过程，激活了身体的内在智慧，以及无意识的深层内在智慧。在无意识的深处，有一种自然倾向，即在适当的条件下，心灵会借助内在意象治愈自己。就像我们的身体伤口在一定条件下会愈合一样，如果让心灵在受保护和安全的环境中自由地自然运作，心灵也有治愈自己的本能智慧。沙盘游戏的非言语技术有助于激活心灵的这一本能，帮助心灵愈合。

本章首先介绍创伤经历的影响和程度。然后，从荣格学派理论、依恋理论和神经科学的研究三个角度讨论丧失是如何被感知的。最后，讨论几个儿童和成人沙盘游戏案例。在这些案例中主要处理的是丧失的体验，然后促使来访者走向治愈。

丧失的体验会以多种方式影响儿童。例如，丧失会严重影响儿童的正常发展，尤其是如果丧失发生在个体很小的时候。或者，为了避免形成痛苦的早年创伤的记忆，个体有时会在心理系统中建立起必要的防御，而这些防御可能会干扰个体进一步的成长。

什么是创伤？创伤是指一个人目睹或经历对其自身生命 / 人身安全或他人生命 / 人身安全发生威胁的事件，以及伴随这种威胁而来的恐惧、恐怖和 / 或无助的体验。创伤是由虐待、失去父母、离婚或其他对安全感的攻击等事件带来的一种强烈的、几乎无法忍受的情绪体验。创伤事件挑战了个体对世界是公正的、安全的和可预测的看法。作为治疗师，我们的工作是帮助来访者容纳和理解这些恐惧以及伴随而来的心理痛苦。唐纳德·卡尔谢（Donald Kalsched）认为，如果创伤发生在生命早期的前言语期——在自我发展出来之前、正常防御有时间发展从而保护人格之前——对儿童来说就像是一场情绪灾难。

有关丧失的调查显示，许多有创伤经历的儿童通过接受心理治疗得到了帮助。数据还显示，许多儿童都没有得到治疗。在所有 15 岁以下的儿童中，有 5% 的儿童失去了父母。在美国，所有 20 岁以下的城市青年中，有 50% 的青年经历过近亲或朋友的突然和意外死亡（这些统计数据与战争或自然灾害无关）。有关丧失和创伤的研究表明，这些问题成为个人终身模式的一部分，并使他们容易产生（1）未被满足的渴望感，（2）对分离的恐惧，（3）被掩盖或未被掩盖的抑郁，（4）绝望和孤独感，（5）一生中持续的对获得父亲和 / 或母亲的爱的渴望（Wallerstein）。

一项重要研究发现，童年时失去父母的儿童成年后患抑郁症的风险会增加。在所有患有慢性抑郁症的成人中，80% 的人在 15 岁之前就失去了父亲或母亲。这些成人中只有一半能应对并成功适应丧失。另一半人报告说，即使在几十年后，他们也从未觉得自己已经充分适应了生活环境。另一项针对失去父母的儿童的研究表明，"这些儿童的无意识和意识敏感性可能是正常儿童的 50 倍"。失去父母感觉就像截肢一样，致使个体产生无助和抑郁的感觉。孩子们很早就学会了保持警惕，抵御任何进一步的丧失和高度焦虑的感觉。

一项关于早年失去父母与精神疾病的有趣研究表明，不仅仅是早年失去父母使孩子容易患上精神疾病，照顾者的替代者的质量也是影响孩子未来心理健康的关键因素。父母去世后，孩子周围的环境和人似乎对孩子的心理健康有着深远的影响。然而，在确定丧失对个人的影响时，还需考虑其他重要因素，包括儿童或成人在遭受丧失时的年龄和人生境遇。

离婚对所有家庭成员，尤其是孩子来说，是另一种类型的创伤事件。这种创伤可能发生在父母分开之时，也可能持续到成年，这取决于后来的情况。例如，如果离婚后父母之间的冲突仍在继续，造成持续的困惑和焦虑，那么可能会使孩子产生额外的创伤性感受。

离婚带来的家庭变化会对孩子产生巨大影响。在美国，40% 或更多的儿童在 18 岁前目睹了父母婚姻的破裂。对父母离异的孩子来说，离婚可能决定他们未来如何看待自己的世界，也可能影响他们与他人的关系。

美国的研究者朱迪斯·沃勒斯坦（Judith Wallerstein）进行了一项长期研究，考察了父母离婚对孩子的影响。在这项研究中，沃勒斯坦对 131 名父母在 2 岁至 6 岁时分开的儿童进行了长达 25 年的研究。在这些年间，沃勒斯坦对这些孩子和他们的父母进行定期访谈，其中最重要的发现如下。

1. 有一半孩子在 14 岁之前沾染毒品和酒精。
2. 女孩在刚步入青春期时就倾向于变得性活跃。
3. 有 1/3 的孩子在高中毕业后没有继续接受教育，上大学的孩子中只有相当低的比例真正从大学毕业。
4. 有 1/4 的人在 20 多岁或 30 岁出头时已经结婚。这些年轻的已婚夫妇中，有两对已经离婚。另外 1/4 的人不约会。剩下的年轻人似乎更多是在寻找随意的、不付出承诺的关系，而不是长久的关系。

最近的研究表明，离婚对男孩的直接影响比对女孩更大。与非离婚家庭的男孩相比，来自离婚家庭的男孩会出现更多攻击性的行为，社交能力也较差。女孩和男孩一样容易受到父母婚姻动荡的困扰，但她们往往会通过变得焦虑和退缩来表达自己的感受。在青春期晚期和成年早期，她们与异性的关系往往非常矛盾，他们往往害怕被抛弃和背叛。对来自离异家庭女性的长期影响之一是离婚率非常高。

沃勒斯坦所做的另一项研究表明，接受心理治疗的儿童中有 70% 来自离异家庭。至于青少年，她发现在精神卫生机构的住院患者中，有 80% 至 100% 的青少年来自离异家庭。接受治疗的儿童和青少年的高占比告诉我们，许多儿童和成人的生活受到离婚的深刻影响。

大量证据表明，来自父母时常有冲突家庭的孩子（无论家庭破碎还是完整），都比来自相对和谐的家庭（家庭破碎或完整）的孩子面临更大的风险。父母冲突与孩子的行为问题有关，无论这种冲突发生在婚姻完整时、离婚前还是离婚后。一项针对英国 2 万多名儿童的大型研究发现，父母在婚内但长期存在激烈冲突的家庭的孩子比离异家庭的孩子的境况更糟（Millennium Cohort Study，2018）。如果父母离异，那些饱受激烈冲突、暴力和物质滥用折磨的家庭中的孩子会过得好一些。然而，在一般的离婚中，父母中的一方只是感到无聊或不满足，如果父母离婚，孩子的情况并不会更好。

婚姻不和谐和离婚对孩子的主要影响之一是失去了一个紧密依恋的人，从而使他们陷入恐惧和焦虑。因此，涉及与父母任何一方分离的离婚对孩子都有直接的负面影响，这是一个需要考虑的重要因素。然而，正是持续的冲突造成了持续的困惑感和不安的心理状态。

重要的是要记住，虽然创伤经历最初是负面的，但来自这些变化的积极经验也可能有助于儿童或成人有所成长。我们都知道，尽管经历了巨大丧失，但有些儿童和成人仍能过上充实而有成效的生活，并且能维系长久且充满爱的关系。

重要的是，要明白，心灵有强大能力来弥补早年创伤，帮助儿童从遭受的许多创伤中积极复原。

现在，考量一下脑研究的一些发现，有关丧失和创伤对心理和大脑发育有着惊人且强大的影响（Siegel，1999；Siegel & Bryson，2012）。在生命最初的 18 个月，大脑正经历巨大的成长高峰，这时个人的依恋体验会深刻影响大脑的发育。此外，如果个体在发育的这个早期阶段经历创伤或丧失，年轻的大脑会受到负面影响，因为创伤经历会影响大脑中正在发育的自主神经系统，从而导致大脑结构发生变化。这些结构变化会使个体做出不恰当的应对行为，例如解离。例如，如果任由婴儿长时间处于极度的痛苦状态，并体验到不堪忍受的恐惧和惊吓，那么就可能导致解离。这种解离模式作为压力或焦虑时期的防御机制，可能会在个体的一生中持续下去。

使用神经成像技术的研究告诉我们，心理治疗确实有可能在物理上改变大脑，使新的生活改变成为可能。这项研究表明，与任何其他形式的交流相比，当人们参与动手（hands-on）的象征活动时，大脑中更多的大脑中心和通路被激活并形成。这些信息支持沙盘游戏在儿童和成人中的应用，他们能在充满关怀的见证者面前表达这种早年难以忍受的丧失体验。

在治疗中，有过早年创伤经历的人可以接触到其心灵的最深层，在那里找到疗愈的能量，从而连接上积极的生活牵引力，帮助他们回到自己的生活问题上。通过沙盘游戏，来访者可以恢复并连接到他们天然的存在方式，发展出自我来应对外在的生活问题。沙盘游戏能帮助来访者抵御回到过去的拉力以及抑郁和空虚的感受。这种对生活的积极的内在转变正是因为得到了心理治疗和沙盘游戏的支持。

从荣格学派的角度来看，当与父母的关系受损或丧失时，孩子会更容易受到无意识的破坏性、可怕面向的影响；这可能会激活消极的、令人恐惧的意象。荣格学派理论家认为，童年时与父母和照顾者的早期经历激活了原始的原型。他们强调，帮助孩子调解和调节这些本能反应是父母的职责。人的"足够好"的体验是通过父母和照顾者的照料、镜映孩子的体验并参与其中实现的。与母亲或父亲的关系受损会使孩子容易受到无意识中更具破坏性的、令人恐惧的面向的影响，并激活父母意象中更消极的一面（Siegel & Bryson，2012；Kalsched，2013）。

这些创伤问题是如何出现在沙盘创作中的

图 4-1

这个四岁半的男孩起初试图将这些人物直立放进沙盘，但当他无法使他们始终站立时，他快速把它们在沙盘中丢得到处都是。这个小男孩的哥哥最近在一场车祸中受伤，这个小男孩也遭遇了同一场车祸，但他毫发无损。这个孩子对这起可怕的事故感到内疚，感觉他对其负有责任。这个沙盘就像他内心的感受，有很多情绪感受，其中最主要的是困惑（见图 4-1）。

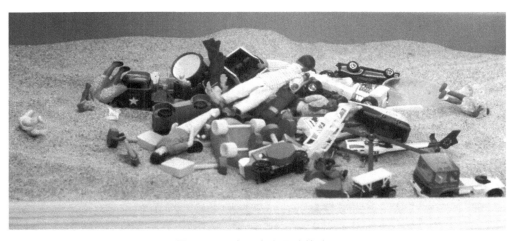

图 4-1　一个四岁半男孩的沙画

图 4-2

　　我看着这个男孩的沙盘时（见图 4-2），我想到了一个幼儿，他感到不知所措，却努力帮助自己摆脱困境。他的父母几个月前离婚了，他的父亲告诉他的母亲和这个孩子，他要再婚了。母亲很难过，很多时候都在哭。男孩突然失去了父母的支持，感到很失落。他最近又开始尿床了。他也无法控制尿床，但沙盘显示出他是多么努力地在尝试自控。我们看到各种车辆重复排队。请注意，在这个沙盘中央，有一对新婚夫妇。

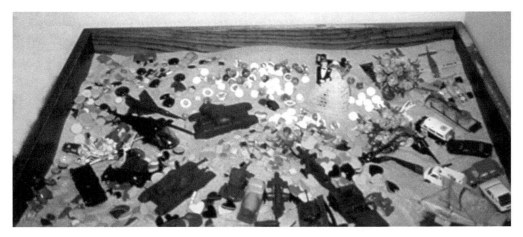

图 4-2　一个四岁半男孩的沙画

图 4-3

　　这个沙盘是一个十岁男孩创作的（见图 4-3），他的父亲刚刚因挪用雇主的钱而入狱。他的母亲充满了愤怒、被抛弃、非常强烈的羞耻感。这个孩子正努力涵容自己。请注意，他是如何试图通过建造笼子（也许是监狱）来涵容一些混乱的，他把自己的感受放在笼子里。这个孩子用沙盘来表达他和母亲对父亲可耻行为的愤怒，以及这种行为给他们带来的影响。

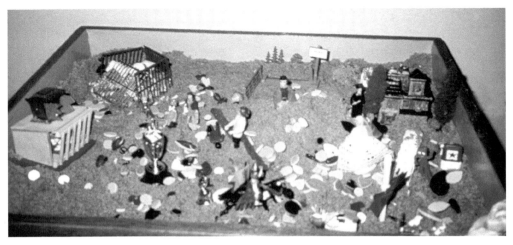

图 4-3　一个十岁男孩的沙画

图 4-4

这个六岁女孩的父亲在这个沙盘被创作的前一年被谋杀了（见图 4-4）。母亲的前夫在他们发生争执时开枪打死了他。孩子当时就在隔壁的房间里。如今，一年过去了，这个女孩变得麻木、退缩、避世。她仍在努力阻止内心可怕的、恐惧的感觉，阻止她所看到和听到的，以及失去父亲的感觉。在治疗期间，她说她很悲伤，在任何地方都没有安全感。她以前很活泼，现在却变成了一个沉默寡言、孤僻的孩子。她变成了一个"乖巧安静的女孩"，这让她的母亲感到害怕。这个孩子在心理上躲藏起来——我们可以看到她是如何把所有这些海洋生物排成一排的——并在家里和学校陷入巨大的抑郁情绪之中。这种双重创伤使她进入了一个远离这一切的地方，试图找

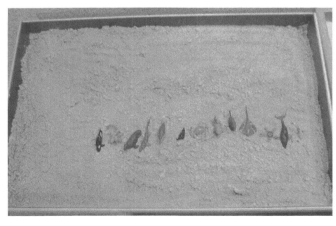

图 4-4　一个六岁女孩的沙画

到一个安全之地。

图 4-5

这个八岁女孩感到恐惧，被困在已经离婚和愤怒的父母之间（见图 4-5）。父亲对她非常严格，控制欲很强；母亲对她溺爱，过分保护。这位母亲还害怕就前夫给她的抚养费问题与前夫对质。这个女孩被他们的争吵弄得不知所措，对他们既害怕又生气。在她开始从学校的其他孩子那里拿东西后，她在老师的建议下来到我这里。这个散乱无序的沙盘反映了她内心的感受，以及她试图与父母各自发展关系的尝试，正如两个用栅栏围起来的区域所代表的那样。

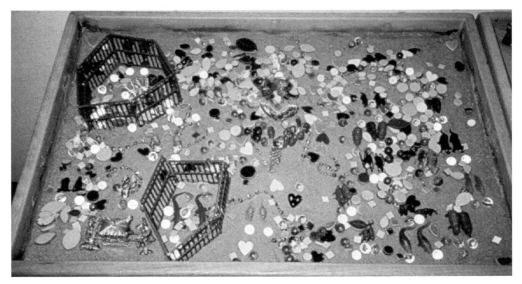

图 4-5 一个八岁女孩的沙画

安娜的个案

为了说明疗愈过程是如何在一个临床案例中展开的，我们根据各种理论观点，对从中年女性"安娜"创造的沙画中选取的三个沙游场景展开讨论。具体而言，我们考量：（1）她的背景和沙子中的意象之间的相似之处；（2）安娜参与沙盘游戏的意愿，以及这对她的沙盘的影响；（3）她在沙子中创造场景的方法以及这表明了什么；（4）她的初始沙盘（基于卡尔夫和弗里德曼对初始沙盘的观察）；（5）象征性内容和可能的含义；（6）她对受伤和疗愈主题的长期使用；（7）发展方面的指南；（8）安娜对她的沙画的评论、讲述的故事；（9）治疗师对沙画的情感反应；（10）移情问题。与其分别讨论每一点，不如涵盖对安娜和她的沙盘游戏过程的整体看法，以便对安娜在沙子中的工作进行更有深度的理解。

背景信息

安娜是一位已婚的高加索妇女，有 5 个成年子女。当她开始接受治疗时，她最小的孩子已经 17 岁了，也是唯一住在家里的孩子。她开始接受治疗是因为对自己作为妻子、母亲和秘书的生活感到不满。由于食物过敏，她正感到胃部不适，这限制了她的身体机能，使她无法找到与她的能力和兴趣相称的更令人满意的工作，也无法通过艺术以她一贯的创造性方式表达自己。

起初，我并不觉得她有多聪明，因为她看起来很脆弱，没有安全感，在表达自己的想法和感受方面受到阻碍。她似乎在大部分时间里都忍受着身体上的痛苦。当我开始进一步了解她时，我觉得疼痛是她情绪困扰的潜在症状，而不是原因。

随着工作的进行，我越来越意识到，安娜是一个聪明、富有洞察力和想象力的女人，她时常身陷压抑的痛苦之中。她的信奉宗教的家庭环境只在一定程度上支持了她天生的艺术天赋，对这些天赋的重视程度仅限于它们以后对教会和她自己的家庭，即作为一位母亲有所贡献。她的父母支持这种狭隘的观点，不允许她在进入有宗教背景的大学时追求音乐和艺术方面的兴趣。她顺从地主修了家政专业。在这样一个限制性的环境中发展起来的顺从天性造就了她一生中压抑感情、顺从反应的模式。

在治疗即将开始时，安娜犹豫不决地分享了她不确定的记忆，即她 10 岁至 14 岁时去继祖父家做客时，偶尔受到继祖父的性虐待。尽管她试图通过告诉自己她错了——这并没有真正发生——来把这件事赶出脑海，但这些记忆在她的整个青春期和成年期一直挥之不去。这些年来，她从未与父母谈论过这些事或自己的感受。他们缺乏意识，或者可能拒绝承认是她自我怀疑感受的部分原因。

安娜选择我作为她的治疗师，是因为她通过另一位来访者知道，我有时会在与儿童和成人工作中使用沙盘游戏和其他非言语的创造性技术。开始治疗后不久，她就明显对在沙子里工作着迷。她显然很喜欢这种非言语形式，在治疗的前11个月里创作了17幅沙画。有时，她每周都会创作一个场景；其他时候，一个月创作一到两个场景。完成这17个场景后，安娜从沙盘转到了完全用言语表达的过程，治疗持续了两年零九个月。

这里展示了安娜的三个沙盘场景：她的第一盘、中间一盘和最后一盘（即她的第17盘）。这些场景提供了一个缩略图，说明了沙盘游戏如何在持续的言语治疗关系中帮助促进和激活疗愈过程。沙盘还显示了关键议题是如何通过沙画传达的，以及这些场景是如何作为试金石来表明安娜在治疗中的进展的。除了沙盘游戏之外，我还使用了传统的言语治疗，将罗杰斯的以来访者为中心的疗法、科胡特的客体关系理论和以荣格学派为导向的梦的工作兼收并蓄。有时，安娜能将脑海中自发出现的象征形象化，对它们进行探索时，将这些象征与她的处境关联起来，从而提供了进一步的洞见。因此，这种"源自安娜"的方法，应在时机到了的时候予以使用。

图 4-6（安娜的初始沙盘）

在创作这个沙盘的过程中，安娜立即进入了心灵的更深层领域，并传达了重要线索。通过这种方式，我知道这是初始沙盘，而不是表面或面具沙盘。她的沙盘充满希望，虽然也识别出了痛苦的问题。它向我传达了她对使用这种方法描绘自己内心的挣扎持开放态度，她与自己的无意识有着很强的联系，能轻松地使用象征和游戏。她呈现的问题来自很久以前，但现在显然还活跃着，是她目前痛苦的根源。

最先看到她完成的沙盘时，我产生了两种直接反应：我感到不知所措和悲伤。我在想这些感受是否也与安娜的感觉相似。后来我才知道，这些确实是她对自己生活状况的主要感受。

安娜在制作沙盘的过程中以传统的方式开始。在我的建议下，她先摸了摸干沙盘和湿沙盘中的沙子，她说它们都"感觉不错"。她手掌朝下放在湿沙子里，慢慢地开始扫描那些沙具。突然，她的目光似乎被吸引住了，她立即伸手去拿附近架子上的陶瓷火焰（代表火），迅速将它们放在湿沙盘左上角附近的双半圆阵中。安娜指着火焰说："这是能量，就像一道屏风一样。"

安娜更慢地选择了另外两个沙具：一只豹子在树枝上蓄势待发，一名伤员在两名医护人员抬着的担架上。她几乎同时将这两个沙具放在沙子上：豹子在靠近中心的一个小山脊上，气势汹汹地俯瞰着沙盘前部受伤的士兵和医护人员。接下来，在右角区域放置一块墓碑，五颗心（一颗棕色，三颗蓝色，一颗粉色）在担架前形成一个半圆。最后，《星际迷航》中的通信官乌胡拉被放在火焰后面，与沙盘中的其他物件分开。安娜确认乌胡拉是一名囚犯。然后，安娜表示，她自己既是那个伤员（在担架上），也代表中间的蓝色的心。其他的蓝色的心代表她的两个姐妹，棕色的心代表她的哥哥，粉色的心代表她的弟弟。她指着墓碑时说道："这就是我现在所在的地方，我就躲在这下面。"她评论道：这只豹子很有威胁性，但这只豹子也是我自己。"她扫视自己的沙画时说道："我感到非常懊恼。这种感觉真的很熟悉，在我心里很久了。"（见图 4-6）

在这幅沙画中，安娜清楚地展示了她的"个人剧本"。她压抑的情绪和问题被藏在墓碑下，或者被监禁在能量屏后面，通信官乌胡拉被囚禁在那里，无法表达自己的想法。然而，安娜选择并放在沙盘里的第一个象征——火，代表着希望。作为永恒的元素，火是一个复杂的象征，包含许多概念，这些概念往往是共存的，如激情、生命力、照明、力量、净化、温暖、神圣的愤怒、报应、牺牲、死亡和转化。然而，安娜特别指出，她的火的象征代表能量。通过这一评论，她可能在不知不觉中捕捉到了火作为"转化的原动力"的关键概念（Cirlot，1962）。就像水一样，火是转化和再生的象征。照这么说来，火通常与太阳的力量和能量联系在一起，但它也是一个充满模糊性的象征，因为它的能量既可以在动物激情层面又可以在精神力量层面找到，或者说既可以在破坏性层面又可以在赋予生命的层面找到（Cirlot，

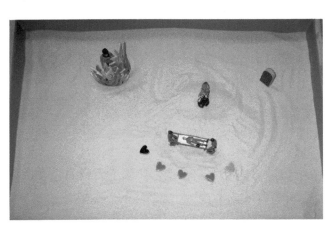

图 4-6　安娜的第一个沙画

1962）。我在想，安娜能否激发自己的资源来实现自己的转化和再生，还是会利用这种能量再次屏蔽和压抑问题和感受？

在我进一步观看她的沙盘时，我被担架上那个满身伤痕的人所吸引，这代表了她长期承受的早年创伤。我在想这五颗心是否也表达了一个受伤的家庭系统。他们被放得离受伤士兵如此之近，似乎它们也是受伤的一部分一样。我记得安娜也有五个孩子（三个女孩和两个男孩）。我自问：这些心既是她的孩子们，也是她的原生家庭吗？

蹲着的豹子和熊熊大火表明，安娜的问题急需得到解决，以防止进一步对她构成威胁或伤害。在神话中，正是豹子杀死了主人公，然后主人公以更积极的英雄状态重生。然而，她的场景显示出对探索眼前问题的矛盾心理。在沙盘里，她有两次既用言语又用非言语的方式表达了这种冲突：（1）她使用墓碑并说她躲在墓碑下时；（2）她建造火墙并表示这是一个屏风时，可能是为了抑制（通信官）交流。然而，她的能量如此强大——火势如此强烈和接近——我担心它可能会失控，并淹没所有的沟通尝试。也许这就是她懊恼的根源，即想要沟通长期压抑的感受和问题，又无法这样做或阻止自己这样做。

在某些方面，安娜的沙盘让人联想到孩子的沙盘。她没有使用所有可用的空间，蹲着的豹子和熊熊燃烧的火焰直接描绘了她的攻击性情绪。这支持了早年受伤的可能性。

在这第一次沙盘游戏中，受伤主题多于治愈主题。沙盘中表达了五大受伤主题：（1）空虚——沙盘显得空虚且无生气；（2）分裂—— 一组组人物似乎彼此孤立，墓碑就在一边；（3）威胁——豹子即将出击；（4）受伤—— 一个受伤的人躺在担架上；（5）隐藏——安娜想象自己藏在墓碑下。有两大疗愈主题：一是赋予能量——火和豹；二是养护——两名医护人员抬在担架上的人。

墓碑意味着某些东西被埋葬或死亡。安娜身上有什么东西在寻求死亡吗？在我排除了自杀的可能性后，我在想墓碑是否代表了她被埋葬的部分——被压抑的天赋和愤怒、内疚的感受？还是代表她对遭受虐待的难以理解的记忆？对能力、情感和记忆的压抑会引发强烈的愤怒、抑郁和身体疼痛。安娜能从火中浮现出来（她的愤怒）并在治疗中表达她的感受吗？我很想知道，并期待着看到更多。

图 4-7（安娜的第九幅沙画）

在接触沙盘近四个月后，安娜创造了这个场景，中央有两个土丘，被水环绕着（见图 4-7）。我的目光被中央一座连接土丘和附近生物的桥梁所吸引：站在桥上的是一个卡通小犰狳；在下面游动的、部分隐藏起来的是一只河马和一只鳄鱼；碰到桥右端的是一只黑蜘蛛。另外三座桥（一座有盖，两座无盖）横跨水面，将两个土丘与沙盘两侧的陆地连接起来。一只黑豹（即一只黑色变种的美洲豹）在有顶的桥上等待，准备出击。在受保护的桥内，安娜放了一颗棕色的心（类似于她在初始沙盘中使用的那颗），她说："这就是我的感觉，我就像这颗心一样一直在躲藏。恐惧、灰心、困惑、抑郁常伴我左右。它们是一天中的大事。"陆地和水中散布着一些威胁性的生物：一只犰狳（左上角）、一条青龙（右上角）和一只贪婪的熊（左下角）。我认为这些生物代表了安娜无法解脱的负面情绪。

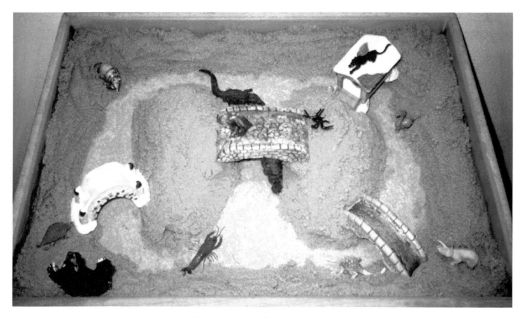

图 4-7　安娜的第九幅沙画

观看这个沙盘时，我百感交集。首先，我把注意力集中在桥梁上，让我感到高兴的是，安娜正试图连接和调和自己的各个部分。其次，在看到她选择的动物时，我感到害怕，我在想安娜试图解放自己的努力能否抵御原始的威胁。最后，我意识到安娜的负面情绪终于被公开表达出来时，我稍微放松了一点。她无意识地试图将这些方面结合起来，希望超越她的敌对的对立两极（即压抑的情感与有意识地体验的情感），用调和的象征（桥）将它们结合起来。我知道，如果她能实现这种和解，那么一种新的自我意识将超越她分裂的自我状态，正如两个土丘所代表的那样（Bradway，1985）。我看得到她的进步有多大，我感到备受鼓舞，她似乎足够信任我们的关系，并能将这些感受表达出来。

在这一盘里，有早期迹象表明，安娜有能力弥合她的许多阴暗、破坏性的冲动和感受。安娜使用犰狳/龙的行为尤其让我满怀希望。沉默的犰狳代表着边界和保护人类免受一切不欢迎之物的盾牌（Cooper，1992）。火龙几乎是相反的象征，是各种动物的混合体，特别具有攻击性和危险性，是原始的敌人，与之战斗是最高考验。荣格认为，龙代表阴影（即人的本性中无意识的消极面），个体在获得内在知识和自我主宰的宝藏的过程中必须意识到阴影并将其整合。安娜放在中央桥上的犰狳/龙象征着这两种特质的机智的结合，戏剧性地展示了她在保护性的沉默与火热的愤怒之间挣扎。我很好奇她现在是否更接近于克服恐惧，最终获得终极宝藏。

在这一盘中，三个受伤的主题显而易见：分裂（例如，两个土丘）、隐藏（例如，心、鳄鱼和河马的位置）、威胁（例如，攻击性、凶猛的动物看起来如此强大，可能会阻碍新的成长）。沙盘中的疗愈主题是连接（多座桥）和整合（包含整个沙盘的有条理的场面）。与安娜的初始沙盘相比，这个沙盘中包含的受伤主题较少，这些桥梁表明她已经开始踏上克服她的压抑模式的治愈之旅。尽管她仍有很多需要面对，但她也比以往任何时候都暴露得更多。她不再躲在墓碑下的地里；现在她甚至在有盖的桥上部分暴露自己。她需要龙的勇气和犰狳的保护，才能继续面对她压抑的情感和经历。

图 4-8（安娜的最终沙画）

在完成第九个沙盘作品六个月后，安娜制作了她的第十七幅也是最后一幅沙画（见图 4-8）。她大力地移动沙子，建造了一个中心岛屿，战略性地搭建了一座可以完全通向"大陆"的桥。岛上有一棵从岩石中长出来的绿色大树、一尊菩萨、一只天鹅、一条美人鱼和一只猴子。水环绕着岛屿，两条河流一直延展到沙盘右侧。上方河流流向一个被树木遮蔽的报摊，旁边是一块直立的水晶。下方河流直接连着两只坐在睡莲叶上的青蛙，一只乌龟俯瞰着它们。在附近，一只刚出壳的小鸡躺在蛋壳的保护下。这只小鸡离安娜站的地方最近。在沙盘的远处，太阳落在一个高高的小山上，俯瞰着整个场景。附近有一条蛇和两棵枯树，与她放在沙盘其余部分的生机勃勃的树形成鲜明对比。在左下角，安娜小心地把抛光的石头和珠宝放在另一只乌龟面前。

我对这个沙盘的反应是喜悦。从之前的沙画中，我知道了安娜的内在疗愈能量已经被激活，以帮助她应对生活问题。在这个场景中，她挣扎已久的冲突不再占据中央舞台。我被这一场景的有机本质所打动——一个不完美的岛屿被水环绕，河流缓缓伸向一个充满树木、新生命（小鸡）、精神支持（菩萨）、健康（猴子在亚洲被认为是健康的象征）的世界。美人鱼、天鹅、青蛙和乌龟连通陆地和水（即意识和无意识）的世界。代表太阳意识的太阳升起，照亮了整个场景。我在想，她初始沙盘里的火所代表的原始愤怒，是否已经转化为一种更有觉知、更专注的状态，在这种状态下，她能够俯瞰自己的世界，客观地思考。美人鱼、菩萨和猴子似乎在望着桥，隔水看向枯树、蛇和太阳。这是不是以另一个视角提醒我们困难问题会以某种形式存在于我们的一生之中？或者，这座桥可能跨越了对立，作为和解的象征？也许两者都是？

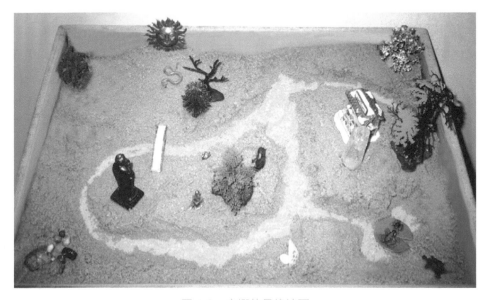

图 4-8　安娜的最终沙画

我看到睡莲叶上的两只青蛙时，我知道安娜在经历多种变化时，感觉得到了我的支持。她把乌龟放在附近让我明白，她和乌龟一样，能够适应并熬过几十年的困难。安娜完成这个场景时，她惊奇地观察道："这是一个岛屿，但它是相连的！有趣的是，它并不是完美平滑的。这（画面）感觉很流畅，像生活一样，提供了选择和运动。"她不再需要局限于追求完美来取悦不适合或不支持她的创造性天性的旧家庭和宗教体系。

使用主题方法来理解安娜的沙盘有助于我澄清和验证她的过程。安娜的第一盘和第九盘中，受伤主题的数量远超过疗愈主题。在最后一盘中，没有受伤主题，只有疗愈主题。一个一致的、条理清晰的想法（即她的世界）包含了整个沙盘（整合的），沙盘中央有一个岛屿（居中主题）。有了连接对立面的桥梁（即活树/死树），连接或和解已经发生（连接主题）。整个场景充满了有机生长的活力；绿植甚至从岩石中生长出来（赋予能量的主题）。随着小鸡破壳而出，新的发展正在出现，非常靠近安娜所站之处（出生主题）。整个场景有一种自然的、精神的特征，包括中央岛屿上的菩萨（精神主题）。现在，这些疗愈的能量已经被这个强大的过程激活了，我知道这些能量将继续支持她度过她的治疗经历，我希望，在她的一生中，都是如此。

一节回顾沙盘的工作

在她制作这个最终沙盘六个月后，安娜问我是否愿意和她一起回顾她做过的沙盘。虽然我们仍沉浸在言语治疗中，但我同意了，我认为客观地看待她的沙盘游戏过程会有帮助。考察她的沙画，对我们两个人来说都是一次丰富的体验。

然后我们观看了她所有的沙画。在看完最后一盘后，安娜看起来明显被感动了。她说：

> 这就像一场庆典。看起来是如此不拘一格、忙碌、充满希望、富有生命力，它是独一无二的。在最后一个沙盘中，天鹅对我来说真的很特别。乌龟带着宝藏（珠宝），就像我的特殊性一样。我发现我有个大脑。中央岛屿是我的一部分，它与我的整体相连。现在的我与过去的我截然不同了。我更完整了。我正在更好地接纳自己，我可以依赖自己。我比原来强大得多，有更多的选择。即使害怕，我也可以散开。我并不孤单。整个沙盘都装满了"圆满"。

听着她的评论时，我觉得已经找到宝藏了。到了后期这个时候，安娜的外在生活反映了她最后的沙盘场景。她开始接受按摩治疗师的培训，而且非常喜欢这项工作。后来，她毕业后，即将开办自己的公司时，她辞去了秘书的工作。她又开始画画了。她感觉自己和丈夫的关系变得更轻松、更令人满意了。她将丈夫视为一个更敏感、更具同理心的伴侣，能够与他分享和反思自己的感受。她不再在试图表达自己的沮丧时勃然大怒。在医学专家的帮助下，她的过敏症状明显减轻了。

在与安娜工作的过程中，沙盘游戏是一种绝佳的技术。沙盘游戏挖掘了她天生的创造能力，容许她表达、修通、运用她敏锐的头脑来理解发生在她生命早期的事使她偏离正轨并造成如此大的伤害。安娜的沙盘游戏过程是沟通、接触、理解，并最终整合她的负面情绪和破坏性情绪。在整个治疗过程中，她努力修复早期的裂痕，理解自己的愤怒情绪，最终对自己有了新的认识，对自己的身体变得更适应，并表达了她的创造性自我。

最后的评论

生命早期的丧失对孩子有巨大影响。这种影响不仅是直接的，而且可能持续影响个体的一生。沙盘游戏可以帮助这些儿童和成人表达并理解他们早年可怕的生活经历造成的影响。沙盘游戏可以激活心灵的自我疗愈特性，帮助修复儿童和成人的创伤。

第五章　从童年创伤中复原

FIVE

荣格强调了在死亡时刻过渡仪式对原始文化的重要性。从历史上看，这种体验是在一个圣地集体发生的，希腊人将那个神圣空间称为 Temenos。我们的现代文化几乎没有为我们提供通过仪式①（rites of passage），现在发生心理成长必要的启蒙是经历个人危机或个人的、改变人生的大事。

约瑟夫·坎贝尔（Joseph Campbell）说："显然，这些启蒙意象中有一些东西对心灵来说非常必要，如果没能通过神话和仪式从外在提供这些意象，那么个体将不得不从内在宣告它们的到达……"这些宣告经常出现在沙盘体验安全与受保护的神圣空间内，正如我们沙盘游戏治疗师所熟知的那样。

沙盘游戏成了玛格丽特（Margarita）的通过仪式，她是一位四十岁出头的来访者，童年时遭受过情感和身体创伤。沙盘游戏为她自发的启蒙过程的出现提供了神圣的容器。有了沙子、自由与受保护的空间以及一位长者的在场，一种真实的体验——独一无二的个人体验也是原型体验——出现了。心灵深处的原型智慧为她积聚了一个通过仪式，弥合了现代社会与古代仪式之间的鸿沟，而这些仪式对启发心灵非常必要。

她的沙画作品显示了无意识中一种创造性、疗愈性冲动的出现和发展，纯粹且清晰地描绘了她的个人旅程。玛格丽特用各种材料表达她在寻找更有意义的生活方式时不得不"承受"的深深伤痛。她内在工作的惊喜之一是发现了自己的创造力，自己内在的艺术家诞生了。

玛格丽特在一个她称之为"巴里奥"的大家庭长大。她在七个孩子中排行最小。她与父亲的关系最密切，并感到与他有最强烈的连接。很早以前，她就表现出丰富的想象力和创造力，她的父亲也有创造性的一面，这培养和鼓励了她习得这些能力。他们特别喜欢一起画画。然而，她与母亲的关系冷淡且疏远，与任何

---

① 为人生进入一个重要阶段（如成年、死亡等）所举行的仪式。——译者注

兄弟姐妹都不亲近。学校的老师也认可并鼓励她的创造性天赋。玛格丽特是名好学生，成绩比所有哥哥姐姐都好。正如人们所料，这些天赋，加上她父亲的关注，引起了哥哥姐姐和母亲的强烈嫉妒。

玛格丽特通过扮演灰姑娘的角色来适应母亲和姐姐们的嫉妒，换句话说，她作为家庭系统中最小的孩子，通过满足他们的需求而非自己的需求生存下来。她成了那种很早就不再听从自己内心的需求、渴望和欲望，而对她的照顾者的需求越发警觉的孩子。这一切对她来说似乎都足够好，直到9岁，她的父亲突发心脏病去世。对玛格丽特来说，她父亲的死是一场情感灾难，是一种可怕的抛弃。她建立真实关系的全部能力都投注在父亲身上。他活着的时候，她照料家人的适应方式在家里运作良好，但他死后，她内在的一些东西也死了。13岁时，和她有些亲密的祖母也去世了。15岁时，她的两个哥哥在一次帮派枪战中丧生。

不出所料，在这些累积的丧失之后的几年里，玛格丽特患上了严重的抑郁症。她的家人和老师没有意识到她的抑郁，而是给她贴上"空想家"的标签。高中毕业时，她的自尊已经低到令人痛苦。高中毕业后，她决定"冒险"进入天主教修道院，成为一名修女。她当时没有意识到，她正试图通过选择向教会寻求涵容和意义来赋予自己的生命以意义，就像她的家人一样。问题是，在她成为修女的整个训练期间，她一直被空虚、无意义和失望的感觉所困扰。就在说出最后的誓言之前，玛格丽特开始体验到强烈的怀疑，意识到她即将接受的是一个终身的承诺。她感到惊慌失措。她被这些感觉吓坏了，于是突然离开了修道院。一天晚上，她收拾好东西，驾车离开，再也没有回来。

离开修道院给她带来了更强烈的绝望感。她曾满怀希望地转向另一个家庭——教会，但和她自己的家庭一样，她觉得教会没有兴趣倾听她的需求，只坚持要她把一生奉献给服务他人、绕过自己。在这次突然休假后，她游离地做上了一个中层政府秘书的工作。此时，在她生活的各个方面，通往她创造性和想象力的道路都走到了尽头。她的朋友也很少。正是她天生的内向和对阅读的热爱，使她在几年后最终读到了托马斯·默顿（Thomas Merton）关于内省的著作。而后，她兜兜转转，费尽一番周折，在四十岁出头的时候，找到了通往我工作室的路。

治疗工作刚开始时，很明显，她被困在一个僵化的角色中，即服务于她苛刻和控制欲强的家庭，维护他们的传统价值观和生活方式。具体来说，包括照看众多侄子侄女，照顾年迈且暴虐的母亲，以及在教堂做志愿者。她对这些家务事大多很反感。她最终没有什么时间满足自己的兴趣。这种生活方式使她很难与自己的需求、丰富的创造力，乃至她墨西哥裔美国人的传统联系起来。

我们的工作开始时，玛格丽特已经把自己看作一个软弱、被动的女人，只剩下了半条命，她的"火"基本上已经熄灭了，而她的个人选择似乎越来越少。早年，在她那样的家里长大，在教会学校上学，为教会的需求服务，都使她天生的冲动受到了制约。

多年来，玛格丽特与生俱来的创造力偶尔会浮现出来。她定期尝试绘画或编织，但由于没有人支持她，她很容易气馁，于是总是倾向于放弃努力。但正是这条创造性的线索，使她现在得到了治疗的支持，并促使她能带着自己的梦想，在沙盘游戏中表达自己，最终使她形成了独特的风格。

在我们的治疗过程中，她严重的抑郁使她在很长一段时间内一直忧心忡忡。通常，她会走进治疗室，迅速环顾四周，然后看着我，好像她在安慰自己说我真的在那里一样。她说话的声音小得几乎听不见，我经常不得不让她重复自己的话。

在那段最黑暗的时期，我尝试做了很多事情。有时我会试图等待，有时我会尝试说出她的话，有时我会解释我认为与她的沉默有关的内容。这些似乎都无助于她更轻松地表达自己。在最黑暗的时刻，她的愤怒会在我们的关系中迸发出来。她会对我的一些表情感到不快，或者把我说的一些话解读为批评，然后勃然大怒或大发雷霆地离开那次治疗，后来又哭着给我打电话，要么充满悔意，要么继续在电话里对我大发雷霆。这些爆发之后往往是彻底失去信心，在接下来的会面中，她会显得非常脆弱、无助和依赖我。

这是混乱的时期，现实在这个时期被极大地扭曲了。正如炼金术士所言，我知道玛格丽特创伤的毒药和解药都在这个过程中。在这些狂暴的时刻里，我经常担心她，也担心我自己。我能否在这场风暴中坚持住？我们能一起度过这场混乱吗？很明显，她需要一些火，但我担心它在我们之间点燃时的强度。

随着外在的变化慢慢开始在玛格丽特的生活中显现出来，她对开始在她内在激荡的新感觉感到惊讶，也经常对她所处的新境遇感到准备不足。她将这些变化描述为"大地震"，比如与老板对峙，对母亲说"不"，或者拒绝照看侄子侄女。我知道这些地震是分析过程的结果，分析过程开始改变她心灵内部的平衡，有时会使她产生几乎无法忍受的失衡感。

在一次沉默且忧郁的会面中，我建议她可以试着用沙盘作为另一种方式来表达她的感受，从而绕开找不到言语表达的恐惧感。她欣然接受了我的建议，就像她习惯于迁就别人一样迁就我。这对她来说总是最简单易行的，即满足别人的愿望。幸运的是，沙盘游戏点燃了她富有想象力的天性，将她与自己的女性天性联结起来，这远远不止是她生活中的又一次迁就。

最初的几个沙盘，加上分析工作，为激发她潜在的创造力开辟了道路。从一开始，很明显，她的审美能力很快就显现出来，她在第一次做沙盘时就立刻与富有创造力的自己相遇。第一个系列沙画的创作过程持续了一年多一点的时间。后来，她创作了绘画和泥塑来说明她创造性发展的成果。最后，她创作了三个最终的沙盘游戏场景。

前几个沙盘游戏场景描绘了她所面临的重大创伤问题，以及她疗愈创伤的内在潜力。

图 5-1 和图 5-2（沙画 1）

我们走进沙盘游戏室时，她环顾四周，要求我在她工作时离开。我走进隔壁的房间，等待她告诉我她什么时候完成。大约 5 分钟后，她叫我进去看她做了什么。我立即注意到她是如何用手在沙子上开辟道路的，也可能只是设计。她还用了几个小沙具，我注意到她在沙盘中央创造的土丘。一个小小的、空的搁浅的独木舟说明了她无法出去冒险，独木舟和她一样，都脱离了水元素（见图 5-1）。

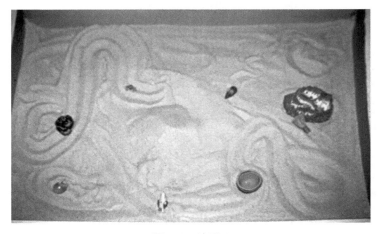

图 5-1　沙画 1

后来，在她离开后，我在清理沙盘时，看到她埋的一个身材矮小的印第安妇女，这让我想起了她自己丰富的遗产（见图 5-2）。

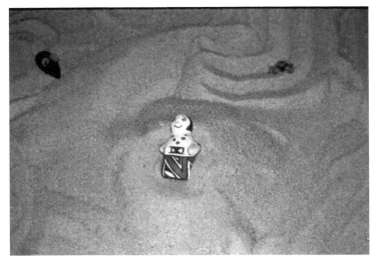

图 5-2　沙画 1 细节

图 5-3（沙画 2）

一位因纽特妇女站在中央上方。玛格丽特再次从一个文化和环境中选择了一个象征，在这种文化和环境下，在恶劣的世界中生存下来的能力是至关重要的。因纽特人生活在与水隔绝的冰雪世界里（见图 5-3）。

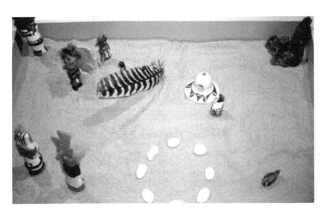

图 5-3　沙画 2

她先放了一个烤箱，显然是为了带来更多的温暖。在这个暖和的地方前面，她用白色石头摆成一个圈，也许这表明她内心的某个地方开始变得稳定。我对这样稳定的地方感到好奇并希望有这样的地方。她把一只小小的空独木舟放在右下角的干沙上，独木舟毫无方向地困在那里。我很高兴在右上角看到她身后的一个老男人形象，这表明她开始与黑暗的过去进行分离。在沙盘左侧，她放了五个成人和一根羽毛，保护着一个小孩。

图 5-4（沙画 3）

在这一盘，一位年老的白人男性被放在一边，代表一个异族系统。在空地上，有一个装着一颗珍珠的玻璃瓶，形状像一颗心，与桥相连（见图 5-4）。我希望这颗珍珠表明，在处理她阴暗且痛苦的原料后，会有宝藏出现。佛像就在附近。右上方是现实生活，离中心有一段距离。尽管距离遥远，但我还是很高兴在这里看到它。电线杆表明沟通可能开始了——当然，在我们的会面中，此时已经开始与我沟通，但也始于与她内心这个中心位置的沟通。教堂正处中心，我在想她是否在试图将她早前的宗教经历融入她目前的外在生活。

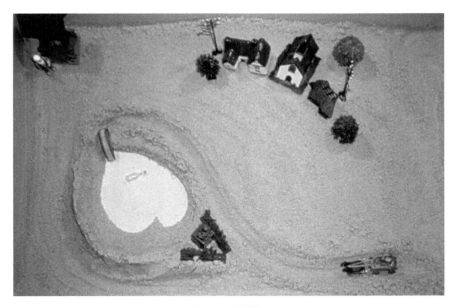

图 5-4　沙画 3

图 5-5（沙画 4）

一艘搁浅的大独木舟被放置在中央，一艘小独木舟垂直于它。两者似乎都无法移动。附近有一只绿色的小动物。所有的一切都包围在白色的贝壳和观察的女人之中。圆圈外有一辆红色自行车（见图5-5）。

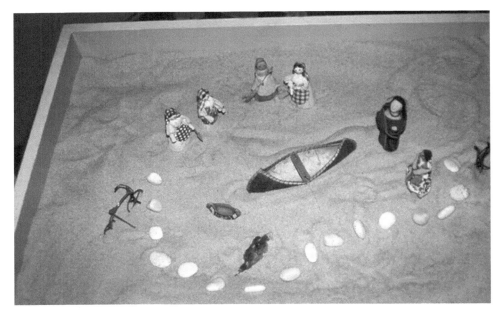

图 5-5　沙画 4

图 5-6—图 5-8（沙画 5）

这时，一个最不寻常的事件和不寻常的沙盘游戏随之而来。玛格丽特在我们会面前打来电话，告诉我这一天是她父亲的忌日，她想制作一个沙盘（见图5-6）。她以前从未提出过这样的要求，也从未宣布过她希望谈论任何事情，或者表示需要制作沙盘。

对玛格丽特来说，谈论她的沙盘也是不寻常的。她完成这个沙盘并沉默地看了很久之后说："这是我爸爸、哥哥和祖母的墓地。现在他们终于团聚了。"

在这个场景中，玛格丽特直面并说出了她生命中的丧失。丧失占据了中心位置，但它们也更多地被涵容，准备被埋葬。一旦她经历的丧失被有意识地体验和表达，她潜力的种子最终就将被释放出来。四个贝壳作为墓碑的标记。翻倒的日暮贝壳是另一个迹象，表明现在是继续前进的时候了，进入她自己的这一部分深处。黑色石头外面有一个小独木舟，她在里面放了一粒玉米粒，这类似于某些文化中用独木舟送逝者出海的习俗（见图5-7）。

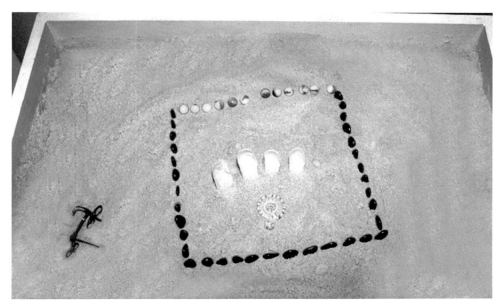

图 5-6 沙画 5

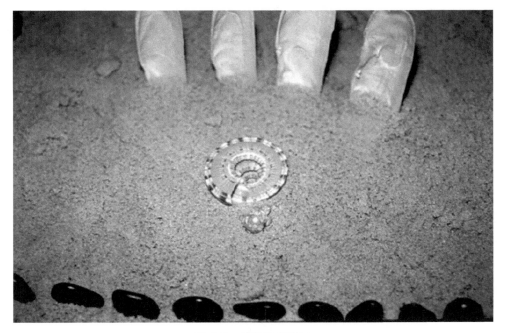

图 5-7 沙画 5 细节 1

几个月后，她又创造了一个沙盘游戏场景。在墓地场景之后的会面中，她主要谈论了日常关切的问题：如何与家人设定界限，她希望在工作中结交更多朋友，她嫉妒那些敢于与男人调情的女同事，以及即将到来的暑假去夏威夷度假的计划，她一直想去那里。仿佛之前的沙盘游戏释放了她几十年来被压抑的大量生命能量。

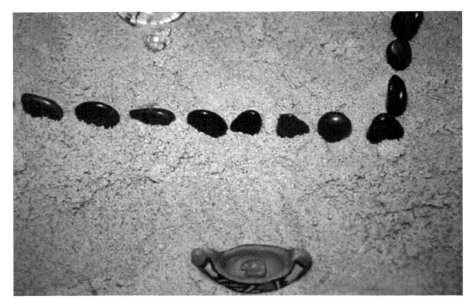

图 5-8　沙画 5 细节 2

图 5-9（沙画 6）

三个月后，在一种深刻反思的心境下，她创作了沙画 6（见图 5-9）。她做的这个沙盘在我看来很奇怪，这与她以前做的沙盘完全不同。沙盘正中央的围场，一点也不美观。我对此感到困惑和疑惑。

接下来的一周，玛格丽特进来的时候看起来很兴奋。她告诉我她做了一个梦，梦见一个皮肤黝黑、面容和善的印第安女人拿着一个装满玉米的碗来找她，给她一些玉米吃。在梦中，玛格丽特接受了这个女人的碗，尽管她很谨慎。这个梦对玛格丽特产生了深远的影响，尽管她不太知道要用它干什么，也不知道该怎么办。我自己也在想，那个女人给她的是什么。

这个梦后不久，她开始用橡皮泥（一种可以烘烤硬化的彩色黏土）制作物件。她不再像乌龟一样坐着，现在她已经成为自己生活戏剧的积极参与者。每次会面中，她都会带一个物件供我们观看和谈论。

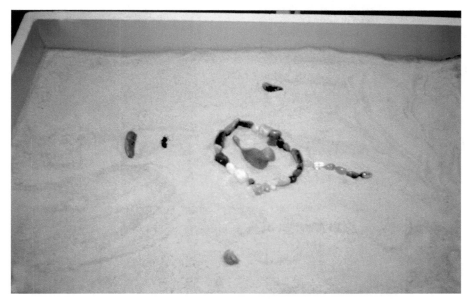

图 5-9　沙画 6

图 5-10—图 5-17（意象 1）

这是玛格丽特制作的第一个人物的照片——这是她在梦中看到的那个女人（见图 5-10）。这个人物——从玛格丽特的内心深处出现，拿着一碗玉米和一捆小麦来供养、滋养和治愈她——代表了她自己的源于泥土的内在智慧。多拉·卡尔夫谈到了这种时刻，她说："治愈体验是与内在意象相关联并赋予它们具体形式的直接结果。"

接下来是玛格丽特开始成型的 26 个人物中的一些照片，几乎每周一个（见图 5-11 至图 5-14）。她在我们的每一次会面时都会带来不同的人物，这些人物似乎从她身上倾泻而出，这种状态几乎持续了整整一年。对她来说，这是一段充满强烈痛苦的时期，因为每个人物都描绘了她的痛苦经历——在这个世界上走自己的路是什么感觉，与她的感受如此疏远和隔绝。

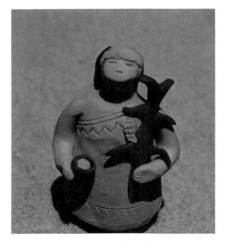

图 5-10　玛格丽特的第一个人物

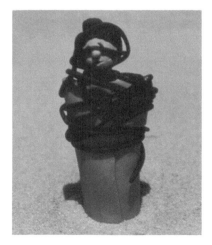

图 5-11　玛格丽特的第 5 个人物

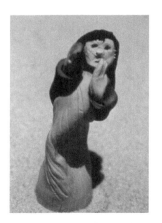

图 5-12　玛格丽特的
第 6 个人物

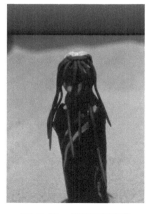

图 5-13　玛格丽特的
第 14 个人物

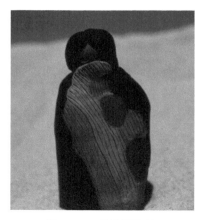

图 5-14　玛格丽特的
第 17 个人物

　　随着她不断表达女性意象，她心灵中的男性意象也开始以一种更仁慈的形式出现。然后，人物开始发生转变，开始出现更暖的颜色，（见图 5-15 和图 5-16）。最后，一个婴儿平安降生了，在玉米壳里，是她自己的婴儿（见图 5-17）。这就是梦中的女人想要给她的。玛格丽特终于能孕育并诞生她富有创造力的自己了。

　　玛格丽特确实是实验室里的炼金术士，她为自己的内心意象赋予了物质形式，当她这样做的时候，这些意象反过来也对她的生活产生了影响。这些意象以及她使用的各种颜色表明，她自己经历了一个"烹饪"的过程。这一系列人物完

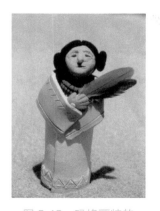

图 5-15　玛格丽特的
第 20 个人物

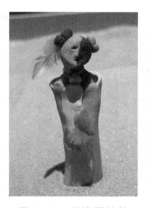

图 5-16　玛格丽特的
第 25 个人物

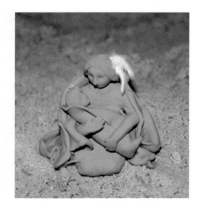

图 5-17　玛格丽特的
第 33 个人物

成时，她的抑郁情绪已经消除，她在工作和家庭中的旧的防御和僵化态度已经松动，她与同事和家人也相处得更轻松。

她在外部世界表现出的具体变化也给我留下了深刻印象：她获得了两张信用卡，从信用社筹到一笔贷款，在家里建了一个新房间，并申请了一段时间以来符合条件的加薪。她开始走出自己的龟壳，为自己创造充实的生活。

停止雕刻这些人物后，玛格丽特只创作了 3 个沙盘，停止这些物件就像开始它们一样突然。

图 5-18（沙画 7）

此处，我们看到一条更清晰的道路，仍然蜿蜒曲折，通向她自己的女性中心，以一块粉红色珊瑚为标志，这是一个开放且脆弱的中心，表明她被穿透得多么深，也表明她对生命的新的开放态度。黑白石头的整合清楚表明了她的道路（见图 5-18）。

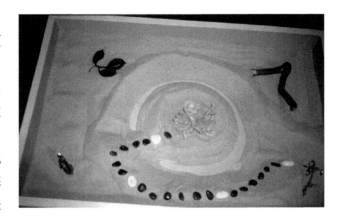

图 5-18　沙画 7

图 5-19（沙画 8）

最后，她终于能专注于自己了。中间是一面镜子，她用小扫帚仔细清扫。现在，她在自己的生活中有了一席之地（见图 5-19）。我相信这个沙盘显示了她在旅途中被真正看到的感觉。这面镜子也是她新的自我反思能力的写照，在一个来自像她自己一样传统的女人的注视下看到的不仅仅是早年的悲伤和被遗弃。

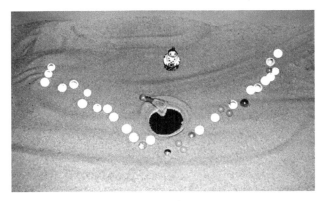

图 5-19　沙画 8

图 5-20（沙画 9）

这个最后的沙盘让我想起了美国印第安人在地上画的沙画，现在是玛格丽特自己的大地了（见图 5-20）。我认为中心的意象代表了转化后的男性精神。围绕着沙画的圆圈是神圣的保护圈。这个圆圈为玛格丽特提供了绝对的保护，因为它受到中心人物的祝福，他是一位牧师，他祈求神的保护。我相信玛格丽特在治疗中感受到了保护，在某种深层次上，体验到我们的治疗以及沙盘游戏场景是神圣的，受到神灵本身的保护。对我来说，这表达了玛格丽特天生的敬畏和运用这些内在资源治愈创伤的能力。

在随后的几年里，玛格丽特辞去了工作，搬到了美国西南部。搬去之前，她就感觉被那里吸引很久了。在最近的一次电话交谈中，她告诉我，她的生活目前以追

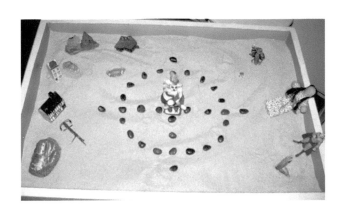

图 5-20　沙画 9

求艺术为中心，这将继续引领她走上艺术家的生活。她得到了社区的适度认可。我清楚地感觉到，她在新生活中意识到自己被看得更清楚、听得更明白，真正的改变已经发生。

第六章　沙盘游戏旅程的阶段

SIX

多拉·卡尔夫在工作早期过程中就观察到，正如诺伊曼所描述的，沙盘游戏中使用的象征意象与来访者的自我发展阶段有关。卡尔夫根据相同的原则发展了她的发展模型，但对这些阶段进行了调整，以便用于沙盘游戏治疗。她的模型简化了诺伊曼的术语，并引起了人们对发展方面的关注，她认为发展方面是理解象征性地出现在沙盘中的心理过程表征的核心。

多拉·卡尔夫的自我发展的三个阶段（括号中为相应的诺伊曼提出的阶段）如下。

1. 动物－植物阶段（菲勒斯－地母和魔法－菲勒斯，Phallic-Chthonian and Magic-Phallic）：主要由动物和植物生命组成的沙盘，前景中有水和土。这个阶段代表母子一体。

2. 战斗/争斗阶段（魔法－好战和太阳－好战，Magic-Warlike and Solar-Warlike）：描绘战斗和斗争的沙盘。这些沙盘代表了自我开始克服对母亲原型的依赖，发展出对父亲原型的强烈认同。

3. 适应集体阶段（太阳－理性，Solar-Rational）：通常包括普通人（尤其是权威人物，如父母）之间互动的沙盘。这些场景通常发生在普通环境中，如学校、动物园或海滩。这些沙盘代表着对外部世界、集体或群体的适应。

"阶段"这个术语指的是自我发展的阶段，而非沙盘游戏过程中的步骤。因此，卡尔夫提出的阶段在沙盘游戏中不一定是连续的。代表每个阶段的沙盘可能会以不同的顺序出现在沙盘游戏过程中的几个不同时间段内。我们发现，第三阶段（即适应集体阶段）往往在沙盘游戏过程结束时出现得更频繁。

布莱德威说，治疗师将儿童的沙画作品与自我发展阶段联系起来是有帮助的（Bradway，1990）。她指出："欣赏沙子世界所描绘的内容，共情儿童遭遇的困难和取得的成就，有助于提供一个神圣空间（即卡尔夫所说的'自由与受保护的空间'），发展正是在这样的神圣空间中发生的。"

以下案例提供了展示卡尔夫所提阶段的沙盘示例。

吉米的个案

吉米因为尿床而被转诊，并被诊断为原发性遗尿症。在这之前，尿床似乎还没有困扰他。不过，在他七岁半的时候，尿床开始对他产生负面影响。朋友们不能在他家过夜，当他湿漉漉地醒来时，他的心情很糟糕、很生气，并把气撒在他的弟弟身上。据他的母亲说，他似乎无法用言语表达自己对尿床的感受。吉米是治疗中经常见到的那种非常典型的孩子——在家里和学校都很苦恼但仍能正常生活。

在4个月的时间里，吉米几乎每周接受一次治疗，随后隔了一段时间又接受了2次，一共接受了16次。吉米在其中的9次治疗中做了沙盘；但并不是9幅沙画，而是18幅，因为吉米每次总是创造2个沙游场景——一个在干盘里，一个在湿盘里。无论是儿童还是成人在一次治疗中制作两个沙盘都是不寻常的，而吉米的沙盘因他的创造方式而更不寻常：他总是同时创作两个沙盘，在一个沙盘上工作一段时间，再到另一个沙盘上，然后再回到第一个沙盘。不过，这两个沙盘之间并没有关联，直到他的治疗接近尾声时两个沙盘才有了联系。

除了患有遗尿症外，吉米在学校也面临一些相对较小的问题，但这些事情让他成了一个局外人，无法从老师那里获得支持和关爱。例如，他和另一些男孩一起，把一个女孩推进男厕所。还有一次，他绊倒了一个排队的男孩。老师叫他住手，但他后来又那样做了。

吉米的问题在他的沙画作品中展开时，他母亲说的关于吉米的一些事情非常有启发性，与他的问题也有关系。他的母亲说，她很难真正理解吉米和他的问题，因为对她来说一切都显得那么隐蔽。她有些痛苦地说："我很难读懂吉米。"她报告说，从一开始，吉米似乎就是一个挑剔的婴儿，醒来时总是哭。这种不满情绪一直持续着。他的母亲描述他经常生气，对生活感到非常不满。

吉米一出生就被收养了。自从被收养后，这家人已经搬了好几次家，在治疗开始前大约五个月，他们刚刚搬到加利福尼亚州。他的母亲说，吉米似乎一直对他的亲父母非常感兴趣，问了很多关于他们的问题，比他同样被收养的弟弟的问题多得多。

吉米的母亲告诉我他的背景时，我意识到，从一开始，吉米就经历了很多变化和家庭搬迁。这些搬迁对他来说很艰难，他很难在收养他的家庭中安顿并放松下来。

在与吉米的第一次会面中，我看到了一个很惆怅、很有魅力的白人男孩——不是那种能抓住人心的男孩，而是一个比较内敛、体贴的孩子。然而，在第一次见面时，我惊讶于他对我表达的能力和自我表露的能力。他对自己尿床和其他感受直言不讳，包括交朋友和在学校的行为。

不过，在谈到他的生母以及他想去探望她，以询问为什么要把他送给他人来领养时，他的声音中的焦虑让我大为震撼。他还说，他认为自己的生母会想见他，他相信她想知道他现在长什么样、在做什么。这是一个非常感人的时刻。我知道他不可能见到他的生母，吉米被收养的方式很传统，他的养父母只有很少的信息，他也没有什么动力与他的生母进行任何形式的接触。

在第一次会面中，我请他画一幅家庭动力图来展示他的家人在做什么。吉米把他的家人画到餐桌旁。他的父亲和弟弟坐在椅子上，但看不到吉米坐在他的椅子上。据他说，他把刀叉掉在地上，在桌子下面捡刀叉。此外，他的母亲也不在餐桌旁，尽管她的椅子在那里。吉米说她已经吃完离开房间去打扫卫生了。吉米非常注重细节：桌子上有一盘盘食物、盘子、餐具，甚至餐巾纸。他的小猫就在附近。正是因为他和他的母亲都不在餐桌上，我才开始怀疑母子关系的稳固性，尤其是他对家庭的依恋。

我很清楚，这个孩子需要接受治疗。他的家人尝试过许多方法治疗他的遗尿症，不过，这些方法都不奏效，而且现在吉米长大了，意识更强了，遗尿症对他的困扰越来越大。此外，他一生的不快乐和不满似乎已经渗透到他的自我意识中。从他母亲和吉米提供的材料中，我开始理解他长期不快乐的根源。他的第一幅沙画和他的"家庭动力图"验证了我的预感。

除了沙盘游戏外，我还与吉米使用了传统的儿童治疗技术，包括游戏疗法、行为疗法、可视化、艺术和阅读疗法。基于对吉米的沙盘游戏的观察以及从他和他母亲那里了解到的他的生活情况，我恰当地使用了这些技术。毫无疑问，相比游戏室里的任何其他活动，吉米更喜欢沙盘游戏。不过，他也选择并发展了其他技术，这些技术与他在沙盘作品中阐述的问题非常一致。他喜欢创作沙画，精力充沛，动作迅速。我注意到他很喜欢这种小活动，而且动作相当熟练。观察吉米在沙子中的工作，我对他的强项和兴趣有了更多了解。

他的沙盘里有许多丰富的意象。然而，本章讨论的大部分内容都将集中在那些与他的主要问题有关的母性依恋和遗尿症的特点上，以及对卡尔夫所提的阶段的证明。

图 6-1（沙画 1）

吉米在沙盘里放的第一个沙具是担架上的伤员。后来，他将这个沙具从沙盘中央移到右后方^①的救生艇上。注意到沙盘中放置的第一个沙具是很重要的，因为有时它指向治疗的方向，特别是如果该沙具放置在第一个沙盘的中心（见图6-1）。

沙盘的整个右侧都被士兵占据，他们处于战斗状态。左前方是一个笼子，里面有一个受折磨的人，笼子顶部有一个计时器，还有一个人爬着梯子到达笼子顶部。左侧还有许多不同的沙具，包括一个奖杯、一个装有工具的工具箱、两部分开的电话、书籍、一篮苹果、篮子边上

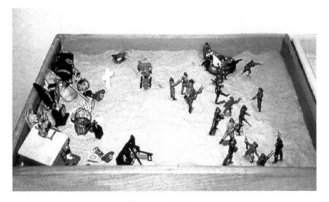

图 6-1 沙画 1

的蛋糕和烛台、一盏灯和一大块水晶，一把大锤顶着它。水晶旁有一个黑色箭头、两顶王冠、一个宝箱、一只鸟在鸟巢里，还有一个十字架。在后部的中间位置是一辆赛车。

我怀疑这个孩子受了重伤，而那个饱受折磨的人给了我线索，让我能了解吉米的痛苦。然而，我也看到了沙盘中更无意识的部分——左侧——的治愈潜力。

---

① 请注意，对沙盘中方位的描述是相对于来访者面对沙盘的正面视角而言的，描述中使用的前后是依据距离来访者的距离确定的，来访者面前的称作前方，远离来访者的称作后部。——译者注

爱心杯、皇冠、满满一篮苹果，以及来自灯和烛台的光，都暗示着治愈的潜力。尽管这些物品还没有被组织起来加以利用，但它们给了我希望。电话表明我们之间已经开始沟通。

我对空荡荡的宝箱、顶部有大锤的摇摇欲坠的水晶和黑色箭头不太抱有希望。请注意时钟和梯子上试图够到它的人（稍后会有更多关于时间的问题）。暗示生命能量的象征阳刚气的赛车是存在的，但由于没有路，它还无法使用。

就卡尔夫的自我发展阶段而言，这个沙盘展示了战斗阶段。

图 6-2 和图 6-3（沙画 2）

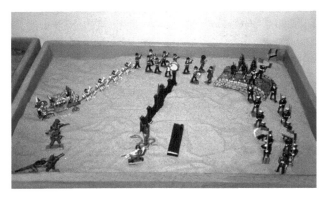

图 6-2　沙画 2

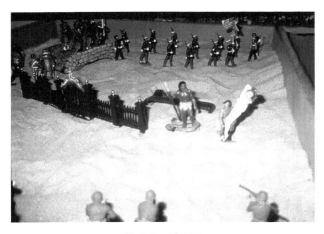

图 6-3　沙画 2

吉米总是同时在两个沙盘里工作。湿沙盘中的第二个场景是与沙画 1 在同一次会面中创建的。他当天选择的第二个沙具是一个女人，被他放在第二个沙盘里。然后他又回到第一个沙盘（见图 6-2 和图 6-3）。

请注意，他是多么迅速地在沙盘中组织起来并开始工作的。看到他能这样做，我感到非常受鼓舞。他创建了一个游行队伍，由一群扛着旗的士兵带领，暗示着一种身份感，还有一个游行乐队正在过桥，后面是一辆马拉的金色马车。我喜欢看到第二个沙盘中的运动，正如这里所证明的那样：这是积极的迹象，表明有些东西正在被动员起来。同样，沙具被放置的位置也很重要。请注意，在沙盘前面和中央，他把裸体女人放在原始穴居人旁边。一条蛇缠绕着穴居人的腿。一名士兵正撑起这个女子（这个女人是他在此次会面中选择的第二个沙具）。当我看到这些人物时，我的脑海里立刻浮现出他生命中最早、最原始的问题——他生母的离开（母亲、父亲，隐藏，困在这个三角中，无法从原始中发展）。这来自一个无法控制自己尿床的孩子。

接下来，考虑一下发展阶段。这是一个看起来相当不错的沙盘，朝着积极的方向组织和行动。不过，它也有一些突出的令人不安的元素，例如，中央的沙具反映了他的生活中一个主要的、尚未解决的问题——缺乏与收养家庭的联结，缺乏与母性的联结。这个沙盘最能代表适应集体的阶段，尽管只是初步的。他接下来创作的几个沙盘并没有继续这个沙盘中显示的组织水平。

图 6-4（沙画 3）

两周后，我惊讶地看到这个沙盘和伴随着它的能量。他把我所有的亚洲沙具都用上了。在创作这个沙盘时，他又一次全神贯注地制作了第二个沙盘（见图6-4）。

我觉得这个沙盘在这个时候出现的原因是，吉米现在能展示他混乱的内心痛苦，以及他发育不良的自我多么无法承受他的感受。这里有很多象征意义。不过，有一组物件似乎特别重要：中国十二生肖中的动物——一种标记时间的方式。第一个沙盘里有一个时钟，后面的沙盘里还有其他计时器。

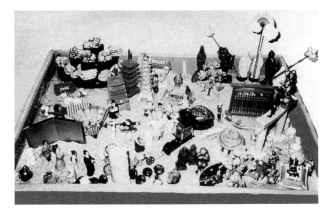

图 6-4　沙画 3

作为一名儿童治疗师，我知道治疗的次数通常由父母控制，尤其是在儿童有特定的问题时，比如遗尿症。就吉米的情况而言，我很清楚，他的母亲希望他的遗尿症尽快得到解决。显然，他的无意识也知道这一点。这种混乱表明处于卡尔夫所说的战斗阶段。

在这个沙盘里，他挑选了对他来说陌生的人物。也许他开始伸出手，探索他迄今为止尚未探索的潜力的新的面向，而这些面向至今还没有被开发。多拉·卡尔夫说，使用异国意象表明来访者正在进入他 / 她无意识的更深层次。

图 6-5（沙画 4，与沙画 3 在同一天被创作）

这个沙盘里的许多动物代表了动物 – 植物阶段。然而，我对这个场景中发生的一切感到不知所措；在这个沙盘里，弥漫着一种东西太多的感觉（见图 6-5）。我开始担心我如何才能帮助这个孩子。

有几样东西似乎特别重要：许多动物以家庭分组；但是，敞开的棺材显然占据了中心位置。我在想什么已经死了，或者什么需要死掉或需要改变。是他那个坚持尿床的婴儿自我吗？是他内心的某种东西在决定他可以依恋哪个家庭吗？是不是他不得不放弃对生母的幻想？

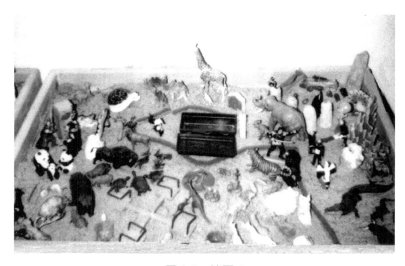

图 6-5　沙画 4

图 6-6（沙画 5）

两周后看到这个沙盘时我既惊讶又欣慰（见图 6-6）。这一盘有一种新的组织性和连续感，尽管仍有一些碎片化。这是一条封闭的通道，上方有一条跨越它的路。吉米竭尽全力确保水渠中的水不会溢出来。在完成这幅沙画之后，吉米自发地和我分享，说等到他 8 岁时（大约 6 个月后），他将准备庆祝尿床的结束。从本质上讲，他可以想象在未来的某一天，尿床现象将不复存在（死亡），并作为他自我意象的一部分被遗忘。

　　这个沙盘里有一个古老的计时器，与第一个沙盘里的一样。也许这座桥梁现在可以作为连接他的生母和他现在家庭的纽带。有迹象表明这是卡尔夫所说的动物 – 植物阶段。浣熊是一种夜行动物（象征着夜间尿床），正在靠近桥，但还没过桥。母熊被关在笼子里，还有一只孤独的乌龟（象征着被抛弃）在沙盘中得到涵容。

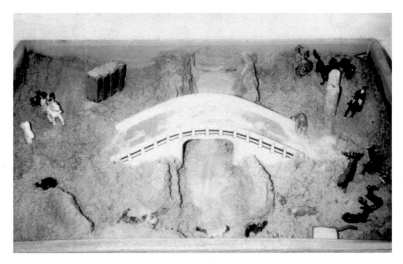

图 6-6　沙画 5

图 6-7（沙画 6）

　　沙画 6 与沙画 5 于同一天被创作，吉米在其中创建了一个印第安村庄。生命活动增加了，沙画现实感更强、更统一了（见图 6-7）。吉米似乎试图为一户人家开辟地方，但在中央位置仍有受到伤害的痕迹。然而，尽管进行了这场斗争，还是能辨认出人类家庭。有两个家族图腾，代表家族历史。此外，这些家庭已经开始走到一起，以这两个帐篷为代表。我在想，他挣扎了这么久的问题（我属于哪个家庭？）是否终于开始融合。也许他最终能在现在的家庭中放松下来。当然，印第安烤炉在沙盘中位置突出，一些东西正在被烹饪，也就是指正经历一个变化的过程。这个沙盘展示了卡尔夫所说的适应集体阶段。

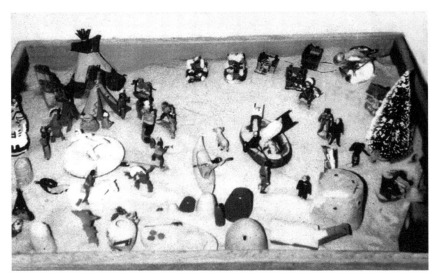

图 6-7　沙画 6

在这个沙盘中，有了汽油泵，能量凸显了出来。之前的场景中也有汽油泵。但是，他现在把汽油泵放在右前方，紧挨着他坐的地方。这表明他的内部资源现在正在被激活。他现在有能量去迎接人生中的难事（随着他的沙盘游戏过程的展开，他将再次使用这个内部资源的象征）。

图 6-8（沙画 7）

两周后，他使用了沙画 5 中的同一座桥，在同一个位置替换了小浣熊——看看现在从桥上驶来的两辆车！在这个沙盘里，飞机准备起飞，充满了活力（见图6-8）。我很高兴看到这种充满活力的能量，这也是暗示走向完整的主题之一。此外，这里还有绿色植物的生命力，比以前的沙盘更强。

关于沙盘中出现植物生命，布莱德威和麦科德这样写道：

这是一种自我滋养的体验，因此是迈向更高层次自我自主性的一步。植物生命的加入似乎与心理成长的内在潜力感有关，而这与沙子世界的荒凉意味的无生命的感觉形成鲜明对比（Bradway & McCoard，1997）。

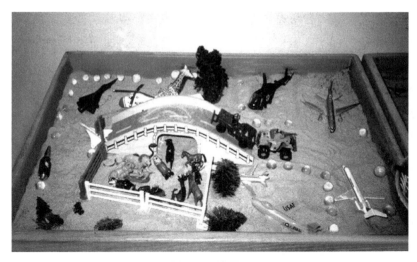

图 6-8　沙画 7

此刻，原始的面向被围起来并受到控制，为长颈鹿（长颈鹿是一种能客观地超脱困境的动物）腾出了空间。这个沙盘符合卡尔夫所说的动物 – 植物阶段。

图 6-9（沙画 8）

请注意两个沙盘之间篮子的位置（吉米同时创作的沙画 7 和沙画 8）。他下意识地把其中一个用来装玩具的篮子留在了两个相邻沙盘的边缘（见图 6-9）。将沙盘连接起来意味着开始走向整合。

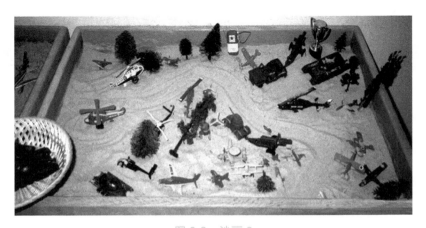

图 6-9　沙画 8

在这个沙盘里，所有的军用车辆和飞机看起来都很混乱、支离破碎，这表明斗争正在进行。然而，这里有能量，特别是与营养（如加油泵）和自然有机生长（如树木）的表达有关，这表明正处于战斗阶段。有趣的是，在同一次会面中创造的这两个沙盘，却展示了两个截然不同的自我阶段。

图 6-10（沙画 9 和沙画 10）

这两个沙盘是两周后创建的（见图 6-10）。请注意连接这两个沙盘的物件。就像第 7 盘和第 8 盘一样，吉米无意中留下了一件物品——这次是盛水容器的盖子。他为自己的遗尿症问题选择了一个有说服力的象征。那天他告诉我，他准备设定一个目标，我们做了一张图表，他将为自己做标记。也许现在吉米觉得内在更凝聚了，就像两个沙盘联结在一起一样。

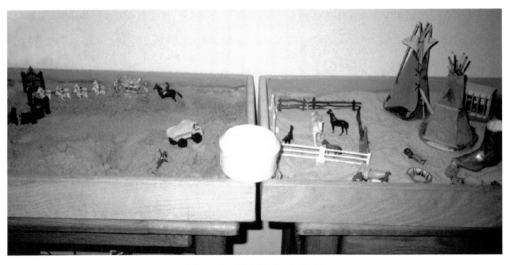

图 6-10   沙画 9 和沙画 10

图 6-11（沙画 9）

注意水中的十字架——这是遗尿症的十字路口吗？也许，在黄金马车里的他现在有办法了。第一盘中阳刚气十足的赛车回来了，虽然仍没有路，但有潜力。附近有一台工作机械，也许是在修建公路。旅程也许就要开始了（见图 6-11）。

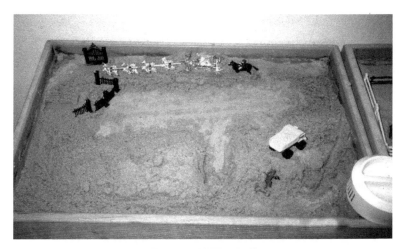

图 6-11　沙画 9 细节

图 6-12（沙画 10）

在这个沙盘里，阳性能量（马）被围起来，但有足够的活动空间。有两个大帐篷，也许这表明吉米最终可能会把两位母亲都纳入其中（见图 6-12）。但是，这还没有发生，帐篷是已经建立但还没有完全定居的家。工作器械仍在继续工作。

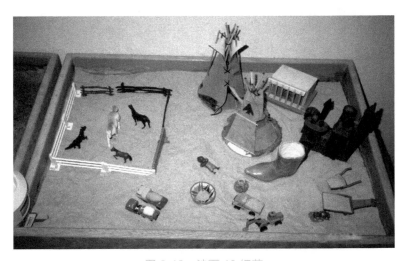

图 6-12　沙画 10 细节

注意观察沙盘中央的印第安婴儿。新事物正在涌现，但是它既无人看管也没有任何遮蔽。吉米最早的遗弃问题可能会阻碍其发展。不知他是否能在治疗中待得足够久，以获得他所需要的保护，或者他的母亲是否会在他不尿床之后就让他退出治疗。新的自性开始群集时，是一个脆弱的时刻，曼陀罗（碗）和婴儿就是明证。在这个沙盘中，生活空间和现实性有所增加，主题更统一：一个印第安村落，但也有工作的机械。第9盘和第10盘都说明了适应集体阶段。

图 6-13（沙画 11，与沙画 12 一起做的）

仅仅两周后，这是一个活跃的孩子（而不是像前一个沙盘中被动的孩子）创造的沙盘场景（见图 6-13）。他非常努力地把一切整合到一起，而且他有办法做到这一点（车辆）。所有的车辆都是工作卡车和救援卡车，船只环绕着卡车。在这张沙画中，吉米非常努力地将所有管道连接起来。不过，这项工作还没有完成，就像他自己的水管一样。他将治疗室里所有的管道都用上了。

请注意这张沙画环绕、容纳的感觉。这真是一圈套着一圈，当然明显显示出居中和聚拢。这是一个比以前更巩固和整合的自性的场景。虽然它看起来不像成人的"自性"沙盘那么有容纳力和轮廓分明，但他在制作此盘时表现出的能量和喜悦让我毫不怀疑这是一个"自性沙盘"。它展示了适应集体阶段。

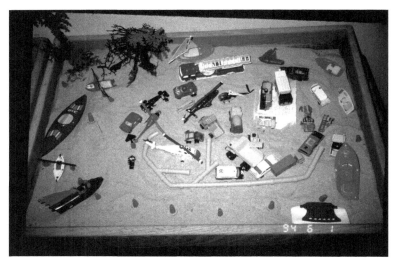

图 6-13　沙画 11

图 6-14（沙画 12）

尽管这个沙盘是与第 11 盘一起做的，但它们截然不同（见图 6-14）。此时，吉米进入了无意识的更深层：母亲的世界。这是一个有贝壳的水下场景——所有这些都是母性深处的象征。回想一下他竭尽全力在第 5 盘中制作的水渠（有浣熊和大桥）。现在，他把水渠延伸得更远，但仍然没有完全穿过沙盘。他有可能继续下去。我特别注意到了海星，海星是再生的象征。这一盘符合动物-植物阶段。

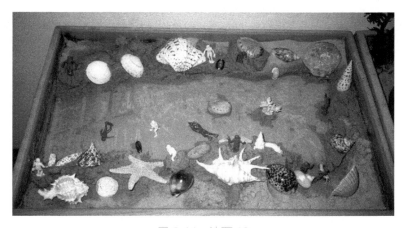

图 6-14　沙画 12

图 6-15（沙画 13 和沙画 14）

一周后，吉米有意识地完成了两个沙盘的完全衔接。这是吉米第一次使一部戏剧包含了两个沙盘的内容（见图 6-15）。在此之前，他无法创造这么高的整合度。现在，右边的斗争已经进入，可以从左边的救护车和医生那里获得帮助。这里也有一名伤员，但这次他躺在床上，被两名医生和两名护士环绕着。吉米告诉我，这些飞机（左侧）正准备起飞——他把飞机飞到空中再飞回来的时候，他用飞机开辟了一条道路（见图 6-15）。我心想这是不是代表他开始准备进入成人的世界，而不被遗尿症退行的引力牵引。在这次会面中，吉米告诉我，即使他的母亲不叫他起来上厕所，他晚上也能保证不尿床。

随着第 13 盘沙画中出现救护车和消防车，进入卡尔夫所说的适应集体阶段的潜力开始显现。不过，战斗／斗争在第 14 盘继续，第 14 盘符合战斗阶段。

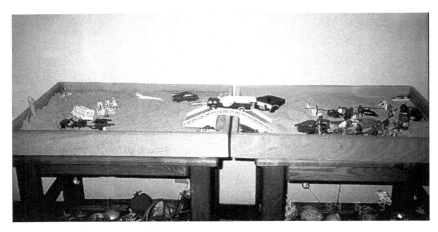

图 6-15　沙画 13 和沙画 14

图 6-16（沙画 15，与沙画 16 同时被完成）

　　沙画 15 与沙画 16 是在一周后被创作的，显示了安全依恋。绳索在两个沙盘中都被牢固地固定住（见图 6-16）。鉴于他在家庭中的地位，更具体地说，关于他与母亲的关系，这是吉米需要感受到的那种安全依恋。他不再是他母亲描述的那个焦虑依恋的孩子，她告诉我在他的早年，当她试图安抚他时，他们两个人的痛苦，或是她无法理解他发出的信号时的感觉，以及她持续被他疏远的感觉。吉米把这根缆绳牢牢地固定在这么重的底座上，我觉得这非常重要。在外部世界，这些金属线轴太重了，无法轻易移动。这条缆绳现在牢牢地被固定住，可以一直伸到对岸。

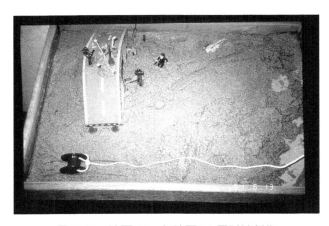

图 6-16　沙画 15，与沙画 16 同时被创作

　　在这一盘，吉米使用了他将第 13 盘和第 14 盘连接起来的同一座桥。这次，这座桥有许多旗帜，也许是为了表示更坚定的身份和自我意识。我喜欢这个"通行"的标志。它可能意味着他已

经获得通行许可——走向世界。这也可能是一个命令句，提醒他要做什么——去洗手间。

图 6-17（沙画 16）

请注意，电缆一直延伸到他的另一个沙盘中，那里有一只河马妈妈坐在水里，安心地与她的两个孩子依恋在一起（见图 6-17）。这真是吉米和弟弟在母亲面前放松的写照。现在几乎所有的动物都是按家族分组的。受伤男子在医院的病床上。在吉米的治疗过程中，受伤男子在第一个沙盘中从沙盘中央转移到救生艇上，然后在前一盘中转移到救护车附近的类似床的担架上，现在转移到医院的病床上，可能正在康复。爱心杯（奖杯）再次出现，这次是在右后角。这一盘符合动物－植物阶段。

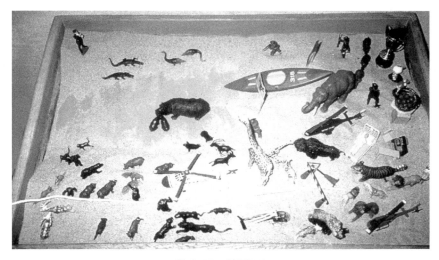

图 6-17　沙画 16

这次治疗后，吉米和他的家人离开小镇去度过漫长的暑假。我有一种感觉，我可能再也见不到他了，因为他要离开小镇，他也不再遗尿了。如果没有了这个紧急问题，他的母亲还会把他带来接受治疗吗？我很怀疑。我希望我能有机会帮助他在这个世界上更牢固地站稳脚跟。

我只再见了吉米两次。第一次是在 9 月初，也就是他创作第 16 幅沙画之后的 3 个月。最后一次是在那之后的 2 个月，也就是 11 月。最后一次会面中，他创作了一个沙盘。夏天，他大部分时间都是和他的表兄弟、叔叔和爸爸在一起。他只发生过一次尿床事故。他的母亲带他回来接受治疗，因为他在回家后又开始尿床了，但次数不多。在 9 月份的治疗中，他没有使用沙盘。

他在我们最后一次治疗中（即 11 月的治疗）创作了他的最后两个沙盘。他知道这将是他与我的最后一次治疗。他告诉我，自 9 月份见到我以来，他只尿过两次床，他不需要再来见我了，因为他现在已经不再有遗尿的困扰了。但是，他想来说再见。这次会面就在他 8 岁生日之前。回想一下，他说他要在那个生日上庆祝自己告别烦恼。我们都知道，要说服他的父母让他继续接受治疗是不可能的。

吉米还告诉我，他在学校过得很不错，他喜欢今年的老师，比去年的老师好多了，他知道去年的老师不喜欢他。他和其他六个男孩（包括他的弟弟）都在积极参与在附近建造一座树屋的活动。他分享了他写的一首诗，这首诗与春天孕育花朵的雨水有关。我听到这段交流是在告诉我他自己的能量和生命力的更新。水从先前是他尿床的克星，到现在找到了合适的位置，即滋养和更新。

图 6-18—图 6-20（沙画 17 和沙画 18）

这是他最后创作的沙画。尽管它们可以分开来看，但重要的是要意识到，吉米使用两个沙盘创建了一个整合的画面（见图 6-18 至图 6-20）。此时，一个现实的、有组织的、统一的主题涵盖了两个沙盘的全部内容。他不再需要桥梁来整合两个沙盘了。他首先请求允许将一些湿沙子移到干沙盘中，也许这是一种整合的举措。归结起来，两个沙盘都显示"动物园的一天"。显然，这代表着集体适应阶段。

最后两个沙盘是他对自己在普通世界中取得成功的陈述。请注意，他第一次只用了现今的普通人。在这两盘中，都有一个观察的自我：观察动物的家庭。他现在可以站在后面观察，因为这些动物被围起来了。由于野生动物被围起来了，因此他就能更好地围住自己的原始需求和冲动。他的遗尿症得到了控制，他可以在学校和家里的日常世界中占据一席之地。他变成了一个更随和、更放松的孩子。

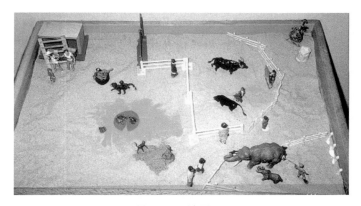

图 6-18 沙画 17

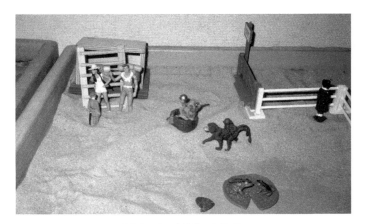

图 6-19 沙画 17 细节

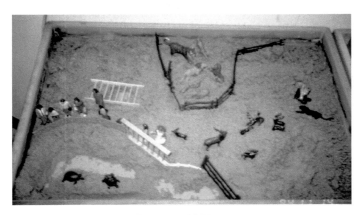

图 6-20 沙画 18

　　圆形睡莲叶上的两只青蛙塑造了一个可爱的意象。青蛙比任何其他动物都要经历更多的生命周期阶段。不过，可能仍有工作要做。海龟是被遗弃的象征，因为在母龟产下蛋后，她会把蛋单独留下，这些蛋在没有保护的情况下独自孵化，并进行危险的入水之旅。以下是吉米的陈述，他几乎能够下水，但还不完全。不过，他在旅途中得到了另一只海龟的陪伴，这也许说明了移情。

　　表 6-1 总结了吉米的沙盘之旅和卡尔夫所说的阶段。请注意几个特征：（1）在他的沙盘中可以看到所有 3 个阶段；（2）这些阶段出现了好几次且不一定是按顺序出现的；（3）卡尔夫的适应集体阶段在他接受治疗的过程中的几个点的沙盘中都很明显，在他的最后一节会面中也非常突出。

表 6-1

表 6-1　吉米的沙盘游戏旅程中自我发展的三个阶段

阶段	1	2	3	4	5	6	7	8	9	10	11	12	13/14	15/16	17/18
动物－植物阶段	×			×	×		×					×		×	
战斗阶段			×				×						×	×	
适应集体阶段		×				×			×	×	×				×

　　吉米不再遗尿了，我们达到了他父母给他制定的目标。但我也认为他仍然存在被生母遗弃的问题。正如最后一盘所示，对于吉米新的整合、他在家庭中的放松，以及与其他家庭成员的联结，我很欣喜。他的最后一个沙盘与他一开始创作的混乱又受伤的沙盘形成了多么鲜明的对比呀！他已经走了很长的路。

第七章　追踪沙盘游戏治疗中的

主题

SEVEN

　　了解沙盘游戏场景以及沙盘游戏过程最有用的方法是追踪来访者沙画的变化。多年来，我们研究来访者的沙盘游戏场景，以确定随着时间的推移，我们在场景中看到的变化类型。渐渐地，我们开始看到共同的模式浮现出来。开始识别并整理这些模式时，我们会依据我们的视觉和认知反应。

　　我们观察到，特定的主题反复出现。经过进一步研究，我们发现可以将这些主题归纳为两组：受伤主题和疗愈主题。最终，我们意识到，这些主题是在沙盘游戏过程中出现的原型模式，这些模式存在于所有人内在的与生俱来的、无意识的原型结构。从这项研究中，我们认识到追踪这些主题有助于跟随沙盘游戏治疗中的运动轨迹，也有助于观察来访者的发展阶段和治疗进展。

　　几乎所有的沙盘游戏场景中都可以识别出特定的主题。有些主题可能贯穿来访者的整个系列，例如表示"能量"的主题通常出现在多个沙盘中，在这些沙盘中有描绘工作器械和／或有机生长的沙具，其他主题可能会被显著地表达出来，然后再也不会出现。

沙盘游戏主题的定义

　　沙盘游戏主题是一个沙盘游戏画面中的一个或一组视觉意象。随着时间的推移，识别来访者沙盘中的主题可以帮助临床医生和研究人员：（1）了解来访者当前的问题和心理状态；（2）监测心理变化和心理成长；（3）确定治疗的有效性；（4）在适当的时候，沟通来访者当前的问题，以及随着时间的推移的发展和成长变化。

　　基于作者临床研究的观察和结果，我们发现，随着治疗的深入，沙盘游戏画面中的受伤主题越来越少，出现了更多的疗愈主题。此外，我们发现：

- 几乎所有的沙画图片中都可以找到主题

- 每张沙画图片都可能包含若干主题
- 主题自然分为两组——受伤主题和疗愈主题

受伤主题最常出现在有以下经历的来访者的沙盘中：

- 早年遭受虐待、创伤、疾病、家庭成员的丧失
- 处于治疗的早期阶段

疗愈主题最常出现在有以下经历的来访者的沙盘中：

- 拥有健康、创伤较小的早年环境
- 处于治疗的后期阶段

随着治疗的深入，创伤和疗愈主题在数量和质量上都发生了变化。在治疗的早期阶段，沙盘游戏图片包含的创伤主题通常多于疗愈主题。随着治疗的深入，更多的疗愈和完整性的主题出现，最终超过创伤主题。在治疗的后期阶段，创伤主题变得：

- 不那么突出、变小或简化
- 更不连贯或支离破碎，更少融入场景之中
- 以积极的方式改变

随着治疗的深入，疗愈主题变得：

- 更突出、扩展或丰富
- 更接近现实或栩栩如生
- 不那么不连贯或零散，更融入整个场景之中

下面将逐一定义和描述如下 20 个主题（10 个受伤主题和 10 个疗愈主题）。这些主题是通过我们目前的研究确定的（未来可能会增加更多主题）。

每个主题的实例（基于儿童和成人创作的沙盘游戏场景）也都包括在内，以说明各种类型和层次的清晰度。此外，还提供了每个主题中关键的心理内涵，帮助临床医生识别来访者使用特定主题的可能含义。

本节材料是基于我们观察自己来访者所用主题的临床经验。本节并不意味着包括了所有可能的解释，但我们试图将多种可能的含义包括在内。

以下是每个主题的具体编码实例，使用以下评分法：

0 分 = 主题不明显

1 分 = 主题存在

2 分 = 主题突出

想对沙盘游戏场景中进行的主题编码的治疗师需要拥有判断力、经验和心理敏锐度。通常，在确定编码时，沙盘场景中主题的突出度和 / 或明确证据是主要考虑因素。然而，有时必须考虑来访者的发展水平。例如，一个看起来混乱的幼儿沙盘实际上可能是与年龄相符的协调困难的结果，而不是内在混乱。

最后给出了可能的长期和短期行为目标的示例，以帮助临床医生根据来访者沙盘图片中的主题制定临床目标。随着主题从受伤走向疗愈，目标描述也随之改变，以达到不断发展和成长的目标。

受伤主题

创伤主题最常出现在治疗的早期阶段，表明发生了创伤和 / 或某种类型的创伤。然而，没有经历过创伤的 8 岁以下儿童的沙盘游戏场景也可能包含这些主题，因为他们的身体和心理能力欠缺，无法创作出除受伤主题之外的内容。

1. 混乱主题：混乱、没有分化或无固定形状的沙盘。摆放似乎是杂乱无章、零散或无清楚结构的。

实例：

- 沙具被扔进沙盘
- 无视边界或外部现实
- 小心放置物品，但整体看起来杂乱无章或毫无联系

可能的心理内涵：

- 反映来访者外在世界的混乱
- 内在混乱的表现
- 压倒性的和 / 或冲突的感受
- 无法容纳对立两极
- 放开过于严格的控制

- 新的整合之前的解体
- 对幼儿来说，可能与其年龄相符
- 对成人来说，可能是早年创伤、愤怒、恐惧或终身问题的一个指标

编码：

- 0= 混乱的主题不明显
- 1= 放置物品时很小心且多半都是直立的，但整体看起来杂乱无章或互不关联
- 2= 放置物品时不太小心，沙盘无序和 / 或物品过多；沙盘的边界被忽视（如果出现一大堆没有主题的沙具，也可编码）。

短期行为目标，即来访者能够：

- 识别痛苦的根源
- 降低做出冲动行为的频率
- 学习如何应对压倒性的情绪
- 寻求家人帮助以减轻压力

长期行为目标，即来访者能够：

- 区分问题并考虑可能的解决方案
- 正视早年创伤
- 有效地引导冲动

2. 空洞或荒芜主题：空的沙盘，使用沙具意愿不强，缺乏活力和好奇心，无生命感。

实例：

- 来访者可能会移动沙子，但不会在沙盘中放置沙具
- 空的或几乎空的沙盘，只有一个沙具放在角落
- 有时沙具散布整个沙盘，但使用的沙具却很少

可能的心理内涵：

- 缺乏内在或外在的表达自由

- 在接触和 / 或展示无意识方面感到不适
- 无意识地试图隐藏自己的某些方面
- 自我力量可能不够强大或分辨力不够，无法陈述个人意见
- 可能有抑郁症状
- 对移情感到不适或缺乏信任
- 为新的发展创造空间

编码：

- 0= 没有证据证明空洞主题
- 1= 死气沉沉的感觉，缺乏活力
- 2= 空的或几乎空的沙盘（沙盘至少有 3/4 是空的）

短期行为目标：

- 增强自我接纳感
- 更自由地表达自我
- 更自由地展露自我

长期行为目标：

- 提高表达自我的能力
- 增强自我意识
- 增强自我的力量
- 发展连贯的、积极的自我意象

3. 分裂或阻隔主题：沙盘的各个部分被隔开或堵住；人物或分组的人物彼此隔离。

实例：

- 河流、道路、围栏、沙子或物件将沙盘分隔开来
- 沙具首尾相接，将沙盘分隔开来

可能的心理内涵：

- 难以容纳对立两极

- 对压倒性的情绪的防御
- 无意识的解离
- 与旧模式的新的分离
- 疏离，将自己与他人区分开来

编码：

- 0= 没有证据证明分裂主题
- 1= 轻微分裂
- 2= 沙盘中有明确的分割或分界线；分界线穿过沙盘（如果有河流、道路、栅栏或一排沙具分割沙盘，也可编码）

短期行为目标：

- 识别疏远状态下的关键问题

长期行为目标：

- 整合人格的各个方面

4. 限制主题：通常情况下自由的沙具被禁锢或关在笼子里。
实例：

- 一个痛苦的人被关在笼子里
- 一位老妇人周围筑起了一道沙墙

可能的心理内涵：

- 无意识地隐藏自己的某些方面
- 缺乏内部和 / 或外部的表达自由
- 试图阻隔恐怖或威胁因素
- 在当前环境中的不安全感
- 为保护自我 / 自我控制创造界限

编码：

- 0= 没有证据证明限制主题

- 1= 限制元素
- 2= 限制在沙盘中占主导地位（人们被围栏、墙壁或箱子包围）

短期行为目标：

- 识别阻碍成长的问题

长期行为目标：

- 来访者较少受到限制
- 解决导致受限模式的主要生活冲突和情绪压力

5. 忽视主题：一个人似乎与可能的支持或保护隔绝；需要帮助的人无法获得帮助。

实例：

- 一个婴儿被留在高脚椅上，而母亲在另一个房间睡觉
- 儿童或婴儿似乎被遗弃
- 孤独的士兵面对着敌人，而同伴则背对着他 / 她

可能的心理内涵：

- 早年发展过程中的遗弃
- 当前关系中的遗弃感
- 缺乏对自身需求的认识和关照
- 对自我的攻击

编码：

- 0= 没有证据证明被忽视的主题
- 1= 有被忽视的感觉
- 2= 有被忽视的证明

短期行为目标：

- 识别来访者当前生活中愿意支持和保护来访者的人

长期行为目标：

- 学习如何支持和保护自己

6. 隐藏主题：人物被埋藏或隐藏在视线之外。

实例：

- 枪藏在房子后面
- 一块手表被埋在树下的沙子里
- 来访者将一个物件埋在沙子里，不让治疗师发现它
- 来访者隐藏沙盘中的其他沙具的一个物件

可能的心理内涵：

- 阻抗或无法审视或处理生活问题
- 对自己和他人缺乏信任
- 不愿应对令人不安的情绪
- 逃避生活挑战的早年生活模式
- 与年龄相适应的游戏行为

编码：

- 0= 没有证据证明隐藏主题
- 1= 有物品藏在其他物件后面
- 2= 有物品藏在沙子里

短期行为目标：

- 建立自我力量
- 公开应对生活挑战
- 变得更信任他人
- 变得更有能力应对生活挑战

长期行为目标：

- 能理解和应对生活问题

- 实际地处理现实问题
- 变得更开放和信任他人

7. 倾斜主题：通常直立的人像被有意无意地以倾斜或跌倒的姿态放置。

实例：

- 一个站立的孕妇被脸朝下地放在沙子上
- 两只奔跑的鹿被侧身放置

心理内涵：

- 早年受伤的迹象
- 留心拍摄效果，希望从侧面看人物，而不是从上面看
- 可能是未被诊断的身体问题的指标
- 自我力量不足

编码：

- 0= 没有证据证明倾斜主题
- 1= 在游戏过程中使物品处于倾斜状态，例如猫从树上掉下来，被留在沙子里
- 2= 故意将物品置于倾斜状态，例如婴儿被置于浴缸中（如果动物或人脸朝下趴在沙子里，则进行编码）

短期行为目标：

- 识别并能讨论早年的心理问题
- 警惕身体健康问题的可能性

长期行为目标：

- 发展自我力量
- 解决早年的心理问题
- 身心健康感

8. 受伤主题：人物受伤或正在受到伤害。

实例：

- 打绷带的男子躺在担架上
- 一个牛仔被放进恐龙的嘴里

可能的心理内涵：

- 暗示当前或过去的精神创伤，也许是在幼年时
- 防御压倒性的情绪
- 需要立即关注的可能潜在的身体或心理问题
- 暴露出需要注意的旧伤

编码：

- 0= 没有证据证明受伤主题
- 1= 偶然的伤害
- 2= 受伤的明确证据；有意伤害（如果使用受伤的人偶，则编码为 2）

短期行为目标：

- 识别令人不安的问题

长期行为目标：

- 修复旧伤

9. 威胁主题：沙盘中正发生具有威胁性的或可怕的事件，而濒危人物无法应对这种经历。阴影素材占主导地位，而且是压倒性的。

实例：

- 攻击性动物正围着一个小孩子
- 一支军队比另一支军队强大得多

心理内涵：

- 自我力量不足，无法应对生活问题

- 害怕经历人生的各个阶段
- 不知所措和力不从心的感觉

编码：

- 0= 没有证据证明受威胁主题
- 1= 被动威胁
- 2= 主动威胁（如果脆弱的小沙具被具有攻击性的小沙具包围或威胁，则编码）

短期行为目标：

- 变得不再惧怕他人
- 能更从容地应对生命中的过渡期
- 减少对他人的防御

长期行为目标：

- 能更信任他人
- 发展自我力量
- 面对生活问题时，不会感到不知所措

10. 受阻主题：威胁性事件显得很突出，阻碍或妨碍了个体的成长。
实例：

- 一个美丽的或居中的沙盘，其中包含一个或多个可能掩盖和阻碍前进的元素
- 一艘试图驶入新水域的船只受到远处士兵的威胁，他们用枪指着船只
- 一个人沿着美丽花园里的小路行走，似乎没有意识到附近埋着一条蛇

可能的心理内涵：

- 不自觉地意识到阴影元素
- 对看不清大局的防御
- 新的成长正受到文化和家庭原型模式的威胁

- 对成长的自然阻抗

编码：

- 0= 没有证据证明受阻的主题
- 1= 没有大门的围栏或其他障碍，轻微受阻
- 2= 显著或主动的障碍物（路径或活动受阻时的编码）

短期行为目标：

- 提高满足发展生命阶段的能力

长期行为目标：

- 轻松应对生活挑战
- 提升切合实际地处理生活问题的能力

疗愈主题

这些主题在治疗的后期阶段出现的频率较高，表明治疗过程正朝着治愈、完整和转化的方向发展。

1. 连接主题：在沙盘中的两个或多个元素之间建立起实体连接。能将元素连接起来，弥合对立两极或连接盘中意识元素和无意识元素。

实例：

- 一个梯子连接着大地和高大的树木
- 一座桥连接着天使和魔鬼
- 一道彩虹被放置在水和沙子之间

可能的心理内涵：

- 对立两极的解决
- 表示意识之外的新的内在潜力
- 对立两极的结合，（作为其结果）一个新元素诞生
- 在之前对立的两个问题之间建立了新的联系

编码：

- 0= 没有证据表明存在连接主题
- 1= 存在连接的方面，但没有明确的对立两极
- 2= 连接对立两极的桥梁（当使用或创造一个桥梁时，编码为 2）

短期行为目标：

- 能与新的想法和其他人联系起来
- 能更有条理地思考

长期行为目标：

- 对新信息和新想法持开放态度
- 在现实中实践新想法的能力
- 与他人合作
- 增加幸福感

2. 旅程主题：沿着一条路或围绕着一个中心，向着完整性的方向运动。
实例：

- 沿着一条小路畅通无阻地行走，沿着小路，围绕一个中心绕行
- 美国土著人划着独木舟顺流而下

可能的心理内涵：

- 意识到新的、更大的事物在召唤自己
- 有可能背离故有认知和旧行为
- 意识到放弃旧行为的必要性
- 接受更大的内在自我的现实

编码：

- 0= 没有证据表明存在旅程主题
- 1= 旅程的要素
- 旅程占主导地位的沙盘（当车辆沿着路径行驶时，编码为 2）

短期行为目标：

- 试用新行为

长期行为目标：

- 以新的、改进的行为取代一些旧行为

3. 能量主题：一种充满活力、专注和强烈的能量出现，表明准备好应对并走向世界。

实例：

- 存在有机生长
- 施工机械在执行任务
- 飞机起飞

可能的心理内涵：

- 疗愈的能量正被激活
- 一个更强大的不断发展的自我
- 与外部世界打交道的能力增强
- 与自身的天然能力相联结
- 一种狂热的状态

编码：

- 0= 没有证据表明存在能量主题
- 1= 能量是沙盘的一个方面
- 2= 能量主导沙盘（当使用绿树、植物或飞机时，编码为 2）

短期行为目标：

- 提升处理日常生活问题的能力

长期行为目标：

- 有足够的能量来应对生活中的挑战

113

4. **深入主题**：一个遭遇到深处、发现无意识的更深维度并获得无意识的疗愈力量的意象。

实例：

- 开辟了一块空地
- 出土了一件珍宝
- 挖了一口井
- 创造或探索出一个湖泊
- 发生自然灾害，如龙卷风或洪水，并创造了新的景观

可能的心理内涵：

- 发觉隐藏的内在能力
- 旧的破坏性模式不再突出，使新的积极能量出现
- 对内在自我和更充分潜力的意识增强
- 体验神秘感并走上自性化道路的能力
- 这个过程可能促使个体创建一个"自性"沙盘

编码：

- 0= 没有证据表明存在深入主题
- 1= 深入是沙盘的一个方面
- 2= 深入主导沙盘（发现被埋藏的宝藏，则使用潜艇、渔夫或潜水员时，编码2）

短期行为目标：

- 变得更内省

长期行为目标：

- 发展新的内在能力

5. 诞生主题：出现新的发展和治疗潜力。

实例：

- 一个婴儿诞生
- 一朵花儿盛开
- 一只鸟儿在孵蛋

可能的心理内涵：

- 出现一种新的意识
- 新的行为是可能的
- 意识增强了
- 反思和思考自我的能力增强了
- 对死气沉沉的感觉的补偿

编码：

- 0= 诞生主题不明显
- 1= 诞生开始但仍未完成，例如，埋下种子
- 2= 分娩（如果有分娩场景或婴儿坐在石头上或母亲身上，则编码 2）

短期行为目标：

- 变得更加内省

长期行为目标：

- 新的内在能力得到发展

6. 养育主题：滋养和 / 或看上去有助于生长和发育的潜力。

实例：

- 母亲给婴儿喂奶
- 支持性的家人聚集在一起
- 一位护士在帮助一位患者
- 有食物存在

可能的心理内涵：

- 内在支持可用于发展
- 外部支持（积极移情）可用于发展
- 与内在 / 外在资源链接的能力
- 与可能的积极能量相连接
- 感到需求可以得到满足
- 信任能力增强了
- 内在和外在滋养的替代品

编码：

- 0= 没有证据表明存在养育主题
- 1= 使用食物或其他滋养物品
- 2= 实施养育，例如喂养婴儿（如果有食物，则编码 2）

短期行为目标：

- 增强信任感
- 接受外在支持

长期行为目标：

- 内在和外在资源致使需求得到满足

7. 变化主题：沙子和 / 或沙具被改变、移动、堆叠和 / 或塑造为画面的重要组成部分。

实例：

- 沙子被塑造成一座陆地桥梁的轮廓
- 沙子被移动或堆放是沙画的重要组成部分
- 用上学路上捡来的树枝建造的房子

可能的心理内涵：

- 富有想象力地利用内在资源

- 预后良好
- 表明有做出改变的能力
- 富有创造力
- 为获得掌控感，疯狂操纵沙子

编码：

- 0= 没有证据表明存在变化主题
- 1= 物品或沙子以与目标一致的方式变化，例如，沙子被推到一边以形成湖泊，画面中使用了变形金刚的人物
- 2= 物品或沙子被创造性地移动或使用（如果沙子被大幅移动或物体的使用方式与原意不同，则编码 2）

短期行为目标：

- 开始进行选定的改变

长期行为目标：

- 做出重大改变

8. 灵性主题：存在着宗教和精神象征。

实例：

- 存在超自然生物、供奉的人物或自然的神秘象征
- 一尊佛俯瞰一对新婚夫妇
- 创造一个神圣空间

可能的心理内涵：

- 能进入内在生命的深处
- 能体验到更深的生命层次
- 能超越自我的状态，看清自己
- 能体验神秘事物
- 逃离日常生活

编码：

- 0= 没有证据表明存在灵性主题
- 1= 沙盘中有宗教和精神象征
- 2= 宗教和精神象征在沙盘中占主导地位（如果使用宗教人物，则编码 2）

短期行为目标：

- 体验生活的一些更广泛的方面

长期行为目标：

- 在生活中找到更广泛、更宏大的意义

9. 居中主题：一个包含圆形或向中央聚拢的沙盘，其中的元素呈现平衡美或是对立两极的结合。

实例：

- 新婚夫妇被放在沙盘中心
- 曼陀罗位于沙盘中心
- 圆形湖泊或圆形土丘位于沙盘中间或附近

可能的心理内涵：

- 有可能或已经达到结合的状态
- 心理分裂已被治愈
- 荣格将曼陀罗解释为心灵的表达，特别是自性的表达
- 有可能实现整体性
- 那些内在破碎的人使用的防御

编码：

- 0= 没有证据表明存在居中主题
- 1= 沙盘中心的元素具有平衡美，或者在外来物体存在的情况下出现对立两极的结合
- 2= 曼陀罗或居中主导沙盘（如果沙盘只有一个一致的场景，则编码 2）

短期行为目标：

- 思考更清晰
- 在世界上以适当的方式行事

长期行为目标：

- 来访者对自己和他人更放心

10. 整合主题：包含了一个一致的、有组织的场景，涵盖了整个沙盘。这种统一的表达方式意味着整体性和整合性。

实例：

- 一个动物园包含了整个沙盘
- 一场棒球赛覆盖了整个沙盘
- 一个抽象结构统一了整个沙盘

可能的心理内涵：

- 能够承受对立两极的张力
- 对立两极的整合
- 自性化的一个必要过程
- 容纳人格的各个方面，提供一种整体感
- 抵御内心的混乱感

编码：

- 0= 没有证据表明存在整合主题
- 1= 一个场景、一个城镇或村庄的部分统一了
- 2= 整个场景完全整合（如果有一个一致的场景，则编码2）

短期行为目标：

- 报告说在这个世界上和与他人相处时感到更自在
- 更接纳自己和他人
- 能够适当、结合现实地融入环境

长期行为目标：

- 以可预测和一致的方式行事
- 言行一致
- 与他人一致的行为
- 拥有快乐的生活态度

塔米的沙盘历程的沙盘游戏主题实例

塔米（Tammy）开始接受治疗时 37 岁，已经离婚三年，并试图以单身女性的身份在这个世界寻找自己的路。她立即表达了对当前生活、两个十几岁的孩子、女性和男性朋友的不满，以及对自己的不满。

她在东海岸出生和长大，家族富有的几代人以前都住在那里，包括为她的家庭工作并支持这个家庭的仆人。家庭传统包括为每个孩子配备专门的保姆，在孩子长大的过程中满足每个孩子的日常需求。

塔米是家里唯一的女孩，她有四个哥哥。她是那个被这个家庭期待已久的女孩。她的母亲很难在她出生后立刻就把她交给保姆。虽然她的母亲按照这个家族的传统这样做了，但她很不情愿。为了争夺塔米的爱，母亲对保姆的嫉妒和竞争一直存在，并成为伴随塔米终身的一个问题。一边是慈爱的母亲，另一边是她深深依恋的、忠诚的保姆，保姆强烈需要从她母亲那里赢得塔米的爱。由于这种扑朔迷离的局面，塔米在成长过程中无法在这两个女人的怀抱中完全放松，她感到自己陷入了她们不断的竞争中。另一个重要但更隐蔽的因素是不在身边的自恋狂父亲，他有时在这部"家庭剧"的背景中，但也在前景中。

塔米在家里的内心感受是，爸爸对哥哥们是时刻存在的，但对她来说并不是。他经常出差，即使在家时，大部分时间都和她的哥哥们在一起，而很少与塔米在一起。他用残暴的铁腕经营着强大的家族企业。塔米听到仆人们称他为"魔鬼"或"家里的魔王"。越来越明显的是，塔米被剥夺亲身体验父性的机会，因此从未有机会培养自己天生的阳性特质。

塔米制作的沙盘既描绘了她内心世界中消极的破坏性关系，也描绘了她最终为治愈而显现的内在潜力。你会看到塔米不断发展的自我，最终使她能够迎接人生挑战。这 15 个沙盘只是她多年来创作的沙盘的一部分，但为了方便起见，将其按 1—15 进行编号。

图 7-1（沙画 1）

塔米创作第一个沙盘时显得非常紧张。她先在沙子上画了两个圆圈，然后她说："我觉得我的心里有两个互不相干的人生故事，我永远带着这两个故事，它们永远无法触及（见图 7-1）。"她还谈到了自己一直以来是多么孤独，从来没人真正在她身边。多拉·卡尔夫认为，治疗师对沙盘（尤其是第一个沙盘）的初始的感觉反应需要被尊重，并包括在对沙盘所描绘内容的理解中。治疗师观看这个沙盘时感到非常难过。空洞和分裂主题在这个沙盘中非常突出，因此每个主题都得 2 分。

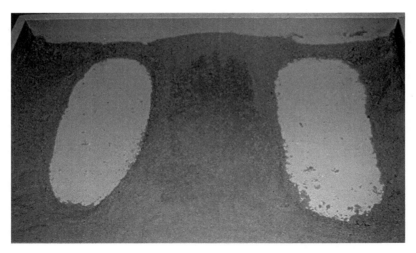

图 7-1　沙画 1

图 7-2（沙画 2）

几个月后，沙盘中的分裂仍在继续，但发生了一些细微变化，这个沙盘就像一个忧心忡忡的婴儿直视着外面的世界（见图 7-2）。请注意她使用的两个圆圈的变化，她使用沙子的能力在不断增强。沙盘仍然是分裂的，而且有点空洞，但她正在变化和富有创造性地使用沙子，这需要能量。这是她的第一个疗愈主题。

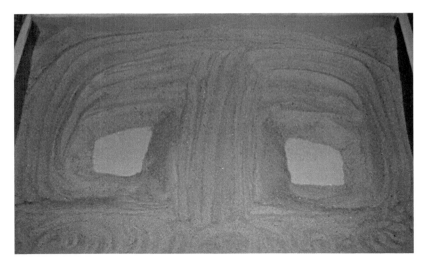

图 7-2 沙画 2

图 7-3（沙画 3）

呈现分裂但居中及能量三个主题的大约一年后，出现了一个大土丘，将两个越来越小的圆圈连接起来（见图 7-3）。治疗师在想是什么无意识内容试图将朝向意识的光"推向高潮"，或者她的内在可能在酝酿什么，从而弥合这个长期的分裂。

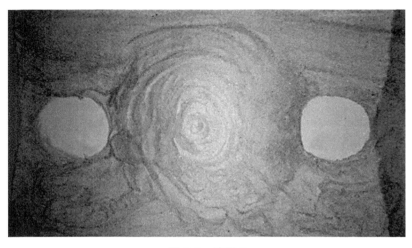

图 7-3 沙画 3

图 7-4（沙画 4）

　　在塔米制作了许多分裂的沙盘的 18 个月后，治疗师开始怀疑是否有可能做出更多变化。此沙盘是前一个沙盘被创作的 9 个月后被创作出来的（见图 7-4）。虽然分裂的主题仍在继续，但现在——第一次——建立了联系。沙盘或许开始看起来更像一张人脸。在 V 字形两侧的接触点上，她放置了曾使用过的第一个沙具，它正好位于两个圆圈之间，V 字的底部。

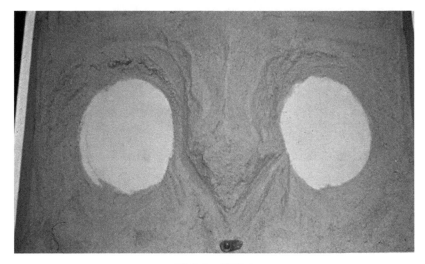

图 7-4　沙画 4

　　治疗师此刻想，"这正是她需要弥合的——关于她父亲的巨大屏障"。塔米患有父爱饥渴症，她从未觉得自己对父亲有足够的了解。她渴望他能把她从两位"母亲"（她的母亲和保姆）的竞争中解救出来。塔米的心灵正好产生了她迫切需要的东西——阳性能量。然而，在这个沙盘中，仍然有一个突出的分裂，但她以一种创造性的方式改变了沙子。所以，这个沙盘包含改变的治愈主题和分裂主题。

图 7-5（沙画 5）

　　现在，塔米第一次以更大的自由度移动沙子，更像年幼的孩子，可以自由地进行实验，把沙子弄得一团糟。她花了很长时间制作这个沙盘——这是她创作的第一个没有任何单独圆圈的沙盘（见图7-5）。在做沙盘的时候，她一直在问："我是不是让你无聊了？我是不是花了太长时间？"在得到无须担心的保证后，她继续工作。请注意沙盘中出现的一个十字架的轮廓。

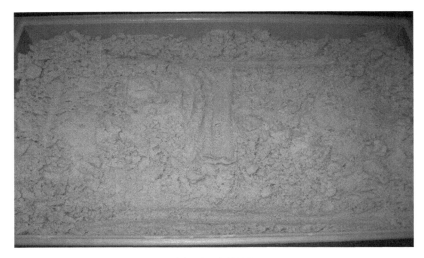

图 7-5　沙画 5

　　这个沙盘是混乱的——随意或无形的排列（2分）；也是分裂的，但分裂得并不突出——因此得1分。

图 7-6（沙画 6）

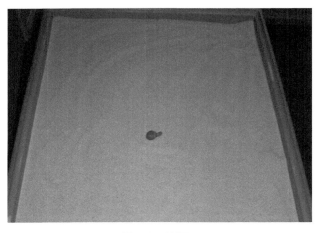

图 7-6　沙画 6

　　现在，不同种类的沙盘开始出现了（见图7-6）。这一次，塔米使用了整个沙盘，她迅速抹平沙子。然后，她再一次将第4盘中使用过的工具放在沙盘中央。突出的受伤主题是一个空洞的沙盘，这表明她使用沙具的意愿不强。

图 7-7 和图 7-8（沙画 7）

在这个沙盘中有两个疗愈主题，居中和能量（绿树），没有受伤主题出现。

现在我们看到从最初的分裂、混乱和早期沙盘的空洞中出现了什么（见图 7-7 和图 7-8）。一只手从沙盘短边视角下的狭窄、以自我为中心的世界中伸向天空和更大的视角。

手通常被视为智慧的象征——不是智力上的智慧，而是与身体和我们个人本性有关的智慧。这只手在中央暗示着她的个性，同时暗示着她的新的自我意识——以自己的方式表达自己的个性和主张。很明显，此时塔米正越来越融入她的日常生活，与朋友的冲突减少，寻求更多的创造性活动，尤其是在她对音乐的新追求之中。她正在做出更成熟、更深思熟虑的选择，显然她不再那么受制于她以前的家庭动力了。

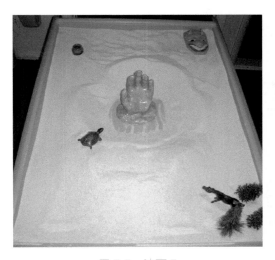

图 7-7　沙画 7

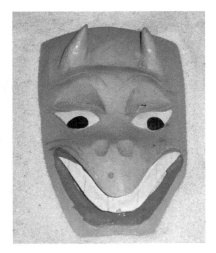

图 7-8　沙画 7 细节

然而，我们在这个原本鼓舞人心的场景的背景中看到了潜伏的恶魔。就在塔米出现新的可能性时，她与阳性特质关系中恶魔和破坏性的一面出现在这个长角的恶魔形象中。她曾提到，家里的工人把她的父亲描述为"魔王"。然而，魔鬼既可以被认为是她身上阳性能量的积极一面，也可以被当作阳性阴暗面的危险一面。因此，这再次提醒人们，她内在同时潜藏着生育和恶魔的一面。分裂但居中：这个沙盘是在完成前一个沙盘之后的一个月被创作的——复活节前一周。塔米来接受治疗时带来了一个漂亮的蜡制金蛋，她说想做一个沙盘，这样她就可以将这个蛋用在其中，然后点燃它，这样我们就可以一起坐着看它燃烧。

图 7-9（沙画 8）

她开始以以前的风格制作两个独立的圆圈，这个沙盘让人想起以前的许多沙盘（见图 7-9）。然而，在做了圆圈后，她小心翼翼地把金蛋放在两个圆圈之间并点燃了它。然后她问我们是否可以一起看一会儿蜡烛，直到本节治疗结束为止，此外，由于蜡烛会在当天燃尽，她问我是否可以看着它，下次我们见面时，告诉她蜡烛烧完需要多长时间，以及它在一天中的模样。我感觉到了这一刻的特殊性以及她要求我做的非同寻常的工作，即基本上一整天都要想着她。我意识到她说的是她现在对我的信任。蛋通常是非常积极的象征，指向新的意识态度的潜在创造性。荣格说，从蛋里出现了"被解放的灵魂"——代表着新的精神内容，承载着精神和新人格的再生。与她的治疗结束后，我确实带着蜡烛离开了办公室，在家里看着它燃尽。

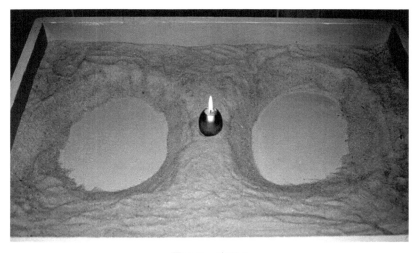

图 7-9　沙画 8

图 7-10（沙画 9）

在这个沙盘中，依然有个轻微的裂缝，但它是有桥的（连接主题，见图

7-10）。两个圆圈现在已经变成了心形，有一座桥连接着它们。塔米第二次能够在女王、两只孔雀和一只绿色青蛙的注视下跨越巨大的鸿沟，它们看着一切展开。制作这个沙盘时，她说："今天我可以慢慢地做这个沙盘，我不赶时间，我可以顺其自然地下定决心要做什么。"

关于观察这个场景的青蛙：首先，青蛙是关于转化的，经历了许多发展阶段——从卵到蝌蚪再到成年青蛙。荣格谈到青蛙在现代梦中的意义是"我们所有人对生命的动物冲动"。

就在塔米在前一个沙盘里放火的地方，现在有一座桥；有些东西被赋予了能量，正如火所象征的。这股能量现在在那里为她的分裂搭起了桥梁。

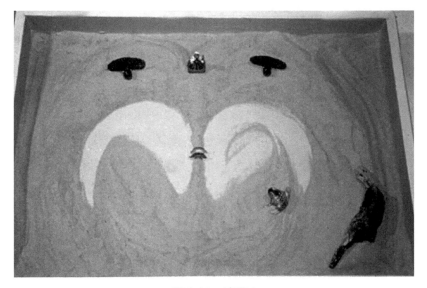

图 7-10　沙画 9

图 7–11（沙画 10）

塔米再次以冥想的方式制作了这个沙盘，能够关闭她内心的喋喋不休，在她的心灵和身体中腾出更多空间，在一个俯瞰婴儿的母亲和另一个在圣圈外更遥远的原型母亲的注视下，新的东西诞生了（见图 7-11）。

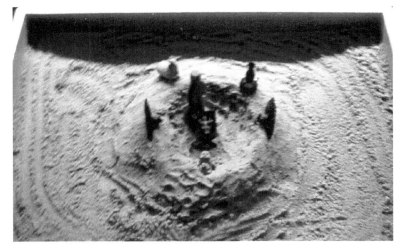

图 7-11　沙画 10

　　然而，她确实说过："那个婴儿只有一位母亲，总有一天他能独自站立。"把婴儿放在沙盘里通常是对立统一的象征，也就是治愈者，使事物完整的人。看到这个婴儿，我感到非常受鼓舞，它清楚地指向了改变的可能性。

　　这个沙盘中有四个治疗主题（居中、灵性、诞生和整合），其中有两个相当突出（2分）。整合是塔米的新主题，因为她提供了一个一致的、有组织的想法，涵盖了整个沙盘。

图 7-12（沙画 11）

　　这里只有疗愈主题：居中和能量（绿色，见图 7-12）。从这里可以看到塔米能够将她居中、转化的能量变成现实，因为她将一只青蛙（转化的象征）放在中央的圆圈里，大象定睛凝视着青蛙。现在塔米有了足够的内在凝聚力，塔米用这两种动物围成一个圈，而献祭的羊则站在左边。

　　制作完这个沙盘后，塔米谈到这个沙盘与她以前创作的沙盘有多么不同，她对生活中发生的所有变化心存感激。

　　在她的生活中，塔米与一位男性朋友建立了新的关系，也在追求音乐方面的新事业。她对这两方面都很满意。她惊讶地发现她有了追求目标的新能量。她刚从东海岸的家中旅行回来，第一次能够与她的家人划定界线，事先安排分别看望母亲和保姆，从而回避与她们之间的紧张关系。她能与她们畅所欲言，谈论她与男性朋友的新生活以及她对音乐的新兴趣。她不再觉得不自在，不再担心她们对她的评价。她说，这是她所记得的与家人在一起压力最小的一次。

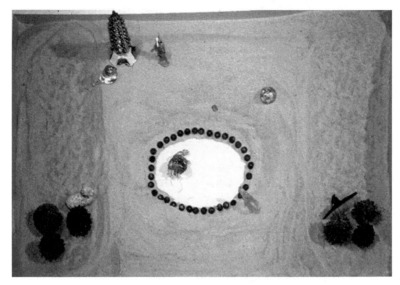

图 7-12　沙画 11

图 7-13 和图 7-14（沙画 12）

塔米在这个大的中间空间的中央，放了一盏老式的飓风灯，这为旧的情境带来新的光源（见图 7-13 和图 7-14）。在右上角的一座小山上，她放了一位抱着婴儿的母亲。在附近，另一个女人作为观察者站在一旁，虽然离得很近，但并不打扰这对母婴。俯瞰这个场景时，她又放了两盏大灯，为这个场景带来光明。

这里出现了一个新主题：养育。在沙画中，母亲抱着婴儿，暗示着家人的支持。而圆形湖泊是这个沙盘中最突出的主题——居中主题。此外，绿色的树木也体现了能量。

完成这个沙盘时，她说："我内心的这个地方感觉如此美好，很高兴终于来到这里了。"

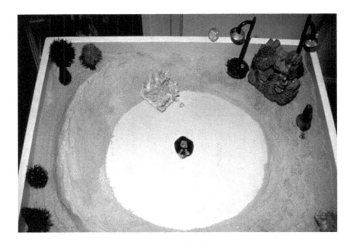

图 7-13　沙画 12

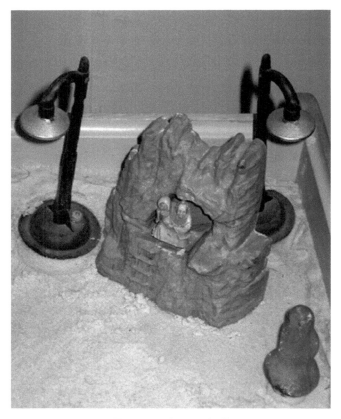

图 7-14　沙画 12 细节

图 7-15 和图 7-16（沙画 13）

这是震撼人心的一刻，塔米把沙子抹平，把双手放在沙盘中央，用力按压，确保在沙子上留下清晰的印记（见图 7-15）。塔米在沙盘里弄出手印时，开始哭了起来，她对这些年来治疗中发生的巨大变化表示感激。

她被一种古老的能量打动，这种能量有史以来一直打动着男人和女人——无论他们走到哪里，都要按上自己的手印，留下个人印记（见图 7-16）。早些时候，塔米把一只手放在了第七个沙盘的中央。现在她用自己的双手陈述她自己。

这个沙盘有两个主题：居中和能量（双手绕圈移动）。

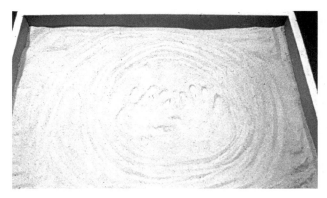

图 7-15　沙画 13

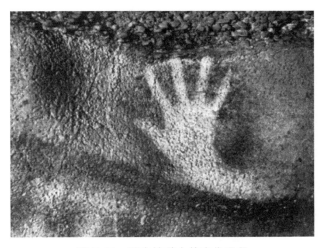

图 7-16　洞穴墙壁上的古代手印

图 7-17 和图 7-18（沙画 14）

在这盘中，只有疗愈主题清晰可见，特别是连接、居中和灵性主题（见图 7-17 和图 7-18）。

完成这个场景时，塔米说："我真的很喜欢这一盘，它太美了。我现在知道了我内在的这个地方，那里感觉真好。"

在这个沙盘里，一个女人正抱着一个婴儿。她穿过一座桥，走向山顶的玉树和竖琴。竖琴可能指的是她对自己的感情的新兴趣以及她最近发现的自己对音乐的兴趣。这是一个看到全景和客观性的处所。

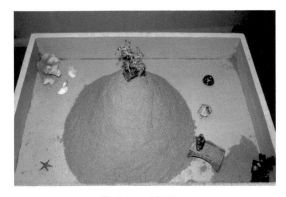

图 7-17　沙画 14

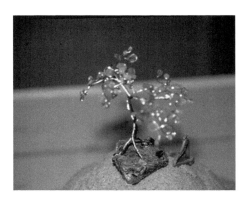

图 7-18　沙画 14 细节

图 7-19 和图 7-20（沙画 15）

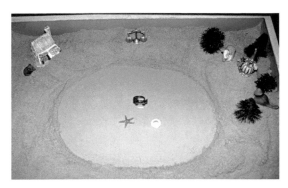

图 7-19　沙画 15

塔米的最后一个沙盘是在结束治疗前不久制作的（见图 7-19 和图 7-20）。在一个宁静的环境中，右侧有一位母亲和孩子，她建了一个大圆圈，里面有一面镜子、一个海星和一个玻璃球。俯瞰这一切之后，她放了一个平衡两个金色圆形物的天平。

塔米现在找到了一个终于可以

在困扰她很久的两种拉力之间取得平衡的地方，她现在有了自我意识和平衡感。这个最后的沙盘是一个居中和整合的场景，但依旧有能量主题。

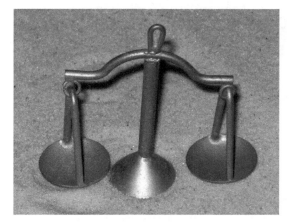

图 7-20　沙画 15 细节

接下来的图表说明了刚刚讨论的沙盘系列中主题的演变（发展）过程。

- 图 7-21 表明沙盘 1、沙盘 2 和沙盘 3 都是分裂的，但分裂程度越来越更小、越来越不那么突出，并向积极的方向变化。
- 图 7-22 表明在沙盘 4、沙盘 5 和沙盘 8 中，分裂变得更不突出，并向积极的方向变化。
- 图 7-23 表明在沙盘 2、沙盘 7 和沙盘 8 中，居中变得更突出和丰富。
- 图 7-24 表明与沙盘 10 和沙盘 11 以及以前居中的其他沙盘相比，沙盘 12 中的居中程度更大。
- 图 7-25 表明沙盘 13 富有创造力、活力和个性；沙盘 14 是突出的、放大的；沙盘 15 居中并且更突出、更接近现实。现实很重要。多拉·卡尔夫认为，最终的沙盘通常会在更现实的沙盘中呈现正常生活。
- 表 7-1 总结了 15 个沙盘中每个沙盘的主要主题。
- 图 7-26 展示了同样的总结，其中红柱代表受伤主题的程度，绿柱代表疗愈主题的程度。大家可以观察到受伤主题稳步消失、疗愈主题增加。

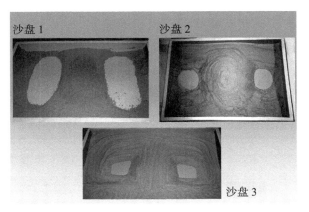

图 7-21　沙盘 1、沙盘 2、沙盘 3 的比较

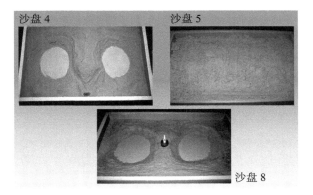

图 7-22　沙盘 4、沙盘 5、沙盘 8 的比较

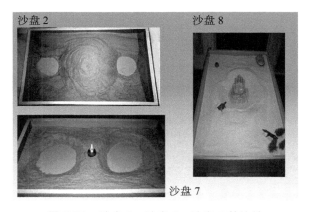

图 7-23　沙盘 2、沙盘 7、沙盘 8 的比较

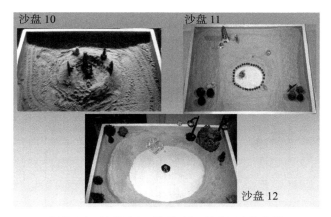

图 7-24　沙盘 10、沙盘 11、沙盘 12 的比较

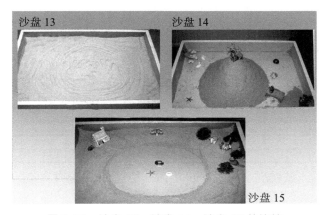

图 7-25　沙盘 13、沙盘 14、沙盘 15 的比较

表 7-1　塔米沙盘中的主题总结表

转化过程中表现的沙盘游戏主题

塔米的个案

X= 出现

XX= 显著

沙画编号	受伤主题										疗愈主题									
	混乱	空洞	分裂	限制	忽视	隐藏	倾斜	受伤	威胁	受阻	连接	旅程	能量	深入	诞生	养育	变化	灵性	居中	整合
1		××	××																	
2		×	××														××			
3			××										×							×
4			××														×			
5	××		×																	
6		××																		
7													×						××	
8			××																	
9											××									
10															×			××	××	×
11													×						××	
12													×			×			××	
13													××						××	
14											××								××	
15													×						××	××

一些实操考量

- 我们如何在实践中介绍和使用沙盘游戏（尤其是那些刚接触这种模式的人）？
- 我们最终如何在临床工作中使用所有这些关于象征和主题的信息？
- 我们如何鼓励和支持我们自己的来访者使用和体验我们沙具架上的沙具和这些象征，如何理解他们的沙画作品中涌现的主题？
- 我们跟随来访者沙盘游戏中曲折的象征过程时，如何保持一种隐喻的态度，以便更好地识别这个通常神秘的过程中的受伤主题和疗愈主题？

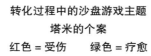

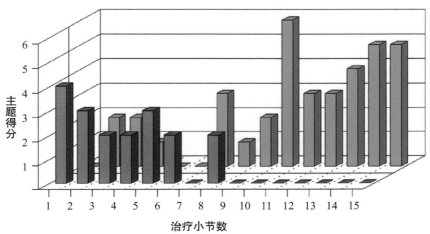

图 7-26　总结塔米沙盘中主题的柱状图

介绍与使用沙盘游戏

1. 有必要提供各种各样的沙具，例如人、动物、建筑、围栏、桥梁、植被、车辆、珠子等。

2. 沙具应排列在架子上，便于识别和拿取。

3. 有两个沙盘是有益的，一个干沙盘，一个湿沙盘。应提前为来访者准备好两个沙盘。确保沙子中没有前一个来访者留下的埋起来的物件。将两个沙盘里的沙子弄平整。在旁边备好水，以便来访者觉得需要使用更多水的时候使用。

4. 向来访者介绍沙盘时，首先观察他/她是否对沙子有兴趣。注意哪些来访者会被沙盘吸引，哪些来访者会因对它不感兴趣而走开。

5. 如果来访者表现出兴趣，那么，邀请他/她创作一个沙盘。

6. 建议你的来访者先感受两个沙盘中的沙子（以连接大地母亲）。简单且简短地向他/她展示架子上和篮子里的物品，然后抽身出来，让这个过程发展下去。

7. 为来访者创造自由与受保护的空间，支持性的、中立且专注的在场。接纳随着发展表达出来的内容，不对物品的用途或使用方式发表任何评论。

8. 治疗师通常坐在来访者身后，主要负责记录放置在沙盘中沙具的顺序、来访者的动作、他们的评论以及治疗师的想法（有些治疗师会在记录本中画沙画）。

9. 通常来访者会凭直觉知道他们什么时候会完成沙画。他们通常会和沙盘拉开一点距离，以表示"我做完了"。

10. 询问来访者是否想对创作的沙画说些什么。有时来访者会开始谈论某些物品或主题。这些联想会扩充来访者和治疗师的体验。

11. 通常治疗师不会在此时与来访者深入讨论沙盘，因为过早进入认知层面可能会阻碍非言语过程的发展。然而，认真倾听并记录来访者的联想和故事（如果即将出现的话）是体验的一部分。

12. 来访者离开后，应对沙盘拍照。

13. 沙盘游戏过程结束后，治疗师和来访者觉得时机成熟时，可观看来访者的沙盘游戏场景照片来共同回顾这个过程。

主题如何帮助治疗师

大多数沙盘游戏治疗师都是以过程为导向的，也就是说，他们关注来访者的沙盘随时间的变化。然而，许多沙盘治疗师更倾向于观察每个沙盘的象征性内容，而不看从一盘到另一盘的象征之间的联系。我们发现，使用本章中介绍的一组过程性主题来识别和跟踪沙盘创作中出现的原型主题，有助于跟随心灵在沙盘游戏过程中的发展。沙盘游戏主题是心灵内在的一个固有的组织结构。

塔米的沙盘中出现的这些变化会随时间的变化而演变。在沙盘游戏过程中追踪原型主题有助于理解来访者的无意识言语。仔细查看来访者沙盘中主题的进展时，我们可以了解来访者的心理内核正发生着什么，也可以观察心理变化，确定来访者对治疗的反应。

第八章　年龄和性别问题

EIGHT

用沙盘游戏进行工作的过程中，我们认识到，并不是所有的成人来访者创作的沙盘看起来都像典型的成人沙盘一样。事实上，他们中的许多人创作的沙盘与儿童创作的沙盘毫无区别。我们开始意识到，这些看起来更低龄的沙盘正提醒我们，这些来访者早年生活中的经历引发了未解决的问题和创伤。这些问题仍然存在于无意识中，并在沙盘中显露出来。

本章将介绍并讨论不同年龄的女性和男性的沙盘作品，旨在帮助识别沙盘中哪些特征与年龄有关，哪些与性别有关，哪些与个人心理的独特性有关，以及确定哪些特征符合年龄，哪些特征与年龄不相符，从而可能暗示着问题。

以下关于年龄和性别影响的讨论围绕茹思·鲍耶·皮克福德（Ruth Bowyer Pickford）在研究中使用的五大类别展开：

1. 沙盘空间的使用
2. 攻击性的表达
3. 沙盘的控制和协调
4. 沙子的使用
5. 沙盘作品的内容

鲍耶·皮克福德博士（她在自己的研究论文和作品中以"鲍耶"署名）曾是一名学术研究人员，也是玛格丽特·洛温菲尔德（Margaret Lowenfeld）的同事。20世纪50年代，鲍耶·皮克福德博士对2岁至50岁的50名儿童和26名成人创作的沙盘进行了研究，并建立了发展常模，为沙盘游戏的研究做出了重大贡献。她的研究中的沙盘是由没有接受过治疗的"正常个体"创作的。我们将用临床中的沙盘对鲍耶的五大类别和发展常模进行举例说明。此外，先前有创伤问题的来访者的沙盘实例也包含其中。

鲍耶的常模是年龄对沙盘创作影响的主要来源。本章还介绍并比较了其他研究者在年龄和性别影响方面的补充研究。研究人员包括坎普和凯斯勒（Kamp & Kessler，1970）以及坎普、安布罗休斯和兹瓦安（Kamp，Ambrosius & Zwaan，1986）。后一项研究考察了儿童的实际年龄和心理健康状况如何影响沙盘中沙具的组织方式。此外，林恩·琼斯的一项大型研究也提供了相关信息（Linn Jones，1986）。她研究了 11 个月大至 18 岁个体在创作沙盘中的差异，以确定这些差异是否与皮亚杰的理论一致。她还研究了性别对沙盘创作的影响。琼斯的研究支持了皮亚杰和荣格的观点，即一个核心组织原则决定了人类心灵的发展。

在研究以下沙盘时，可以明显地看到，原型发展的各个阶段在沙盘中交织在一起。在每一个案例中，要么是与年龄相适应的发展，要么是在关键阶段受到某种伤害而中断发展。在儿童、青少年和成人沙盘中，这两种情况都有所体现。例如，如果一个成人在 7 岁时经历了创伤，那么他 / 她的沙盘的某些方面可能看起来有点像 7 岁儿童的沙盘。

在研究下列沙盘时，将一只眼睛向内看，注意沙盘中的哪些场景、哪些主题能触及你的内心并与你产生共鸣可能很有用，就像你在聆听梦境时所做的那样。在沙盘游戏中留意个人产生共鸣之处可以成为特别丰富的信息来源，提供智力所不能提供的洞察力。荣格在 1927 年写道：“手往往知道如何解开智力无法解开的谜题。”

鲍耶的第一类别：沙盘空间的使用

鲍耶创建的第一个类别是沙盘的使用范围。她发现，随着年龄的增长，个体对沙盘的使用范围越来越大，个体也显现出更好的控制感和协调性。年龄越大的儿童使用的沙盘面积越大，表现出的边界感也越强。

以下是儿童和成人沙盘的示例，它们看起来与儿童沙盘大致相同。前两个沙盘由幼童创作，展示了 2 岁、3 岁和 4 岁儿童在沙盘环境中工作的典型情况。这些沙盘与后面的大龄儿童和成人沙盘截然不同。鲍耶的研究表明，幼儿通常只会使用沙盘的一小部分，基本上会忽略沙盘的其余部分，沙子甚至可能溢出沙盘的边框。她的研究还显示，幼儿无视边界和外部现实，成堆的玩具经常被扔进或抛进沙盘里。到 6 岁以后，儿童通常会开始使用沙盘四边的空间，而临床患者有时只使用沙盘的一部分。

图 8-1

　　第一个沙盘是一个两岁半的女孩创作的，她出乎意料地被带到母亲的治疗室（见图 8-1）。她立即走到沙盘前，拿起靠近沙盘的洒水壶，只给沙盘的一小部分浇上水。如果是一个年龄更大、手眼协调能力更强的儿童，很可能会浇湿更多的沙盘区域，洒水时也会更集中。接着，她弄翻了洒水壶，就将它留在那里，不管它了，一半在沙盘里，一半在沙盘外，这表明她缺乏边界感。这个沙盘对她这个低龄的儿童来说是典型的、正常的。

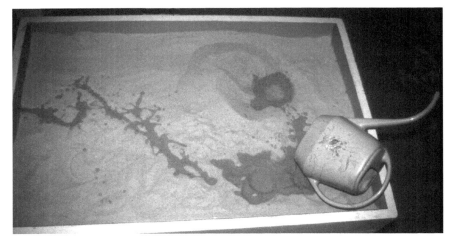

图 8-1　一个两岁半女孩的沙盘

图 8-2

　　这个沙盘出自一个 4 岁男孩之手，沙盘中央堆满了汽车、卡车和人（见图8-2）。他挑选了自己喜欢的玩具，把它们搬到沙盘边，然后倒进去。他这样做了好几次。这个沙盘明显很混乱，许多物件被随意无序地使用，但比图 8-1 要稍微复杂一些。他的所有物品都保留在沙盘之内，边界更清晰。相比于前一个更小的儿童创造的沙盘，他的沙盘使用了更多沙面的空间。这种混乱的沙盘常见于 4 岁幼儿的沙盘中。

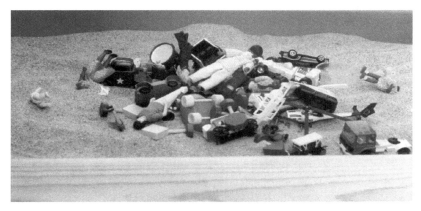

图 8-2　一个 4 岁男孩的沙盘

图 8-3

　　这是一个 8 岁女孩的沙盘，与前两个沙盘形成鲜明对比，她使用了整个沙盘空间（见图 8-3）。这个沙盘展示了年龄较大的儿童如何利用空间。这个现实场景也说明了坎普和凯斯勒对 6 岁至 9 岁儿童的研究结果。他们发现：（1）随着年龄的增长，儿童在沙盘中摆放沙具的方式会越来越接近现实，（2）智力水平更高的儿童的沙盘比同龄儿童的沙盘现实感更强。

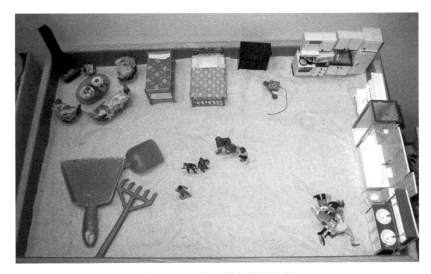

图 8-3　一个 8 岁女孩的沙盘

图 8-4

　　现在——跳到一个 40 岁男人的沙盘，他处于愤怒和退行的状态（见图 8-4）。这名男子最近被指控在工作中对顾客做出了不当行为。他因自己被误解感到很冤枉。这种情况唤起了其童年的感受和记忆。他在一个混乱的、邪教般的宗教环境中长大，曾被误解和伤害。他 4 岁左右与家人搬进了这个社区。请注意他是如何使用空间的。他的沙盘类似于小孩子的混乱沙盘，戏剧性地展示了他所感受到的愤怒和混乱。他的沙盘有力地传达了他作为不到 5 岁的儿童所体验到的难以承受的感受。在这里，这些感受似乎对他来说仍然存在。

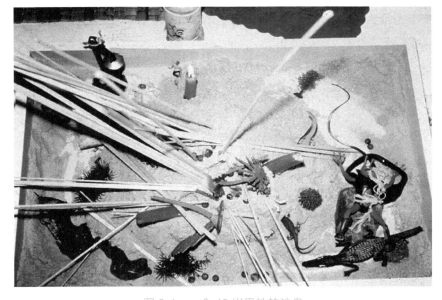

图 8-4　一个 40 岁男性的沙盘

图 8-5

　　一位 42 岁的女士只用了这个沙盘的一小部分（见图 8-5）。她在家里的 7 个孩子中排行老大，嫁给了一位职业钢琴家。她表达了在生活中所感受到的绝望和缺乏身份认同，并以非常幼稚的方式表达了这一点。作为原生家庭中最年长的孩子，她学会了全心全意帮助和服务他人，但她感觉自己被困在这种模式中，此时这些感受已成为她发展的障碍。这个沙盘描绘了一架孤独的钢琴（她丈夫的乐器），传达了为他人生活和服务最终给她带来的贫瘠状态。

对成人来说，沙盘中只有一个沙具是很不寻常的。通常，成人的沙盘是复杂的，他们会使用许多沙具，一些研究也支持这一观点。琼斯发现，随着年龄的增长，个体对沙子的布局越来越复杂。坎普、安布罗休斯和兹瓦安发现，精神异常儿童和正常儿童在使用沙具方面存在显著差异。正常儿童的沙盘看起来更丰富、更饱满、堵塞更少，而精神异常儿童的沙盘轮廓不那么清晰，看起来不完整。精神异常的成人也表现出类似的模式，他们的沙盘看起来杂乱无章、轮廓不太明确和 / 或空空如也，比如最后的这两个成人沙盘。

总之，幼儿沙盘的空间使用有以下 3 个特点：（1）只使用沙盘的一小部分；（2）缺乏边界；（3）人物往往堆在沙盘中。这些特征也会出现在严重退行或心理发展不良的成人沙盘中。

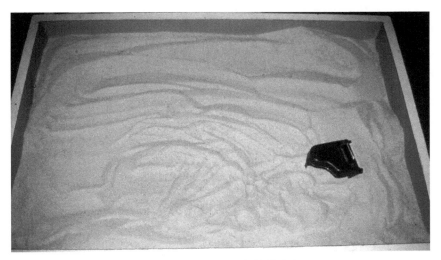

图 8-5　一个 42 岁女性的沙盘

图 8-6

4 岁至 5 岁的儿童似乎处于过渡期，有些儿童只使用沙盘的一小部分，有些儿童则在整个沙盘中每隔一段距离放置玩具。此图出自一个 5 岁男孩之手（见图 8-6）。乍一看，他的沙盘很稚嫩，沙盘后部只有 2 个沙具、一艘船和一架飞机。不过，请注意沙子上的痕迹：他在沙子上移动小船，并保持在沙盘的边沿之内。

这是一个很好的过渡沙盘的例子——只使用了几个沙具，但保持在边界内，并注意到了整个沙盘——在这个案例中是在沙子中到处移动小船来实现的。

他使用的两个沙具的象征意义对理解他的沙盘很重要。他的母亲在他三岁半时死于脑瘤。他第一次来接受治疗时正处于悲痛之中，并且在用行动宣泄情绪，他拒绝在学校做任何事情。儿童经常用船来暗指母亲，请注意船离他站的地方有多远。他拿着飞机并让其呈现出坠毁在小船旁的画面。飞机可能代表他，他非常生气，因失去了母亲而感到失落。请记住，沙盘是心灵的写照。他将船在沙盘上到处移动时，可能是为了表明母亲在他的心灵中留下的深刻烙印。后来在治疗中，我们谈到他相信母亲在天堂看着他。之后，他接受了母亲的死亡，他相信自己能将她时刻带在身上——装在心里。

这个沙盘的另一个注意事项是他在沙盘上移动小船，飞机撞进沙子里时——这就是游戏中的沙具的运动。这就是许多沙盘游戏治疗师所说的动态画面或动态沙盘。8岁或8岁以下的儿童经常会做出动态画面。但是，大约8岁以后，儿童和成人几乎总是会做出静态画面（他们将沙具摆放在一起，就好像他们在画一幅画，而不是在玩或移动它们）。这可能是因为，在他们的心目中，他们是在不移动人物的情况下展现运动的。如果8岁以上的儿童或成人创造出一幅动态沙画，则被认为具有诊断意义，这表明这个人创作出低龄沙盘可能是有原因的——也许是童年创伤。

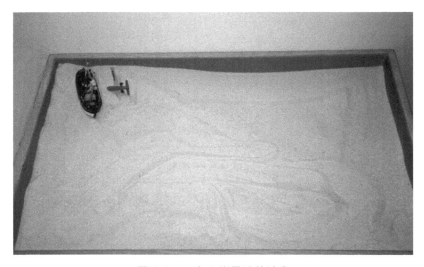

图 8-6　一个 5 岁男孩的沙盘

图 8-7

　　这个沙盘出自一位 46 岁女性之手，沙盘中只包含三个沙具：一只凶猛的狗、一个拿着刀的王后和一个拿着剑的角斗士（见图 8-7）。凶猛的狗被第一个放进去，另外两个沙具紧随其后。然后，来访者站在沙盘旁，盯着沙盘看了大约五分钟。她戏剧性地将狗移向王后，让它咬王后。这是一个动态沙盘，没有怎么用沙具，而且呈现出典型的很低龄的沙盘的特征。尽管她已经接受了三年的治疗，但这是她创作的唯一的沙盘。在我长期的治疗经验中，她是我见过的受虐待最严重的来访者。她曾遭受父母双方的身体虐待和性虐待。她们一家人生活在一个邪教组织中，从出生到青少年时期，她一直遭受邪教成员的虐待。

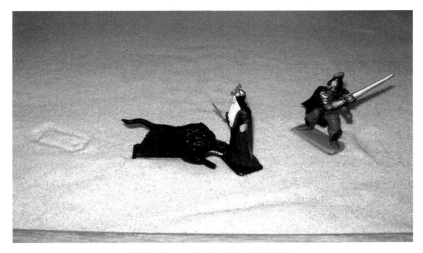

图 8-7　一位 46 岁女性的沙盘

图 8-8

　　这个沙盘展示了在治疗过程中，当出现重要的疗愈体验时，整个空间是如何被使用的（见图 8-8）。这样的意象通常是治疗的最终产物。一位 37 岁的女性在治疗接近尾声时创作了这个沙盘。中心感、生动感与自身灵性的更紧密联系，以及意识增强的强烈表现（如点燃的蜡烛和羽毛所象征的），清楚地传达了她强烈的自我意识。

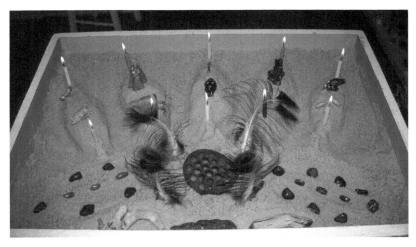

图 8-8　一位 37 岁女性的沙盘

攻击性的表达

鲍耶的第二大类别涉及攻击性的表达方式如何随着正常发展而变化。

她的一个非常有趣的发现是，在正常儿童和成人沙盘中经常会发现攻击性的表达。因此，沙盘中的攻击性似乎并不具有诊断意义；攻击性并不能将正常儿童与有严重问题的儿童区分开来。

不过，鲍耶确实发现，攻击性的表达方式因年龄而异。她发现，2 岁至 3 岁的正常幼儿最常刺戳、抛掷或掩埋沙具。4 岁到 6 岁的儿童尤其喜欢通过移动沙盘中的沙具进行戏剧性活动。他们经常让沙具互相打斗，甚至替他们使用的沙具发出声音并说话。动态沙盘、打斗沙具，以及移动沙具，替沙具发出声音，对于 8 岁或 8 岁以下的儿童来说都很典型。下面的沙盘就是一个例子（见图 8-9）。

图 8-9

这个沙盘描绘了两个怪兽正在吃掉一对父母，它是由一个 5 岁男孩创作的。他一边发出咆哮声，一边移动着怪兽。如果不了解儿童的成长规律，我们可能会得出这样的结论：这是一个非常不安的儿童，而不会意识到他的行为对这个年龄段的儿童来说是非常典型的。然而，吃掉父母的象征意义确实反映了这个孩子对处于离婚冲突中的父母的愤怒，双方都试图将他争取到自己身边。

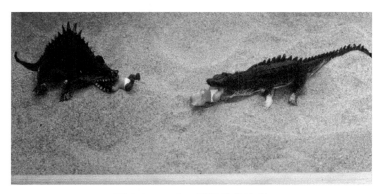

图 8-9　一个 5 岁男孩的沙盘

图 8–10

这个 7 岁男孩的父母在他 2 岁时就离婚了。他用沙具和沙子创建了两个界限分明的阵营（见图 8-10）。这个沙盘表达了他自己的愤怒以及他父母的分歧。两军正在互相射击，而他则坐在沙盘中间的独木舟上，试图在两个阵营之间来回穿梭。他在创作这个沙盘的过程中来回移动独木舟发出射击声时说道："这就是我和爸爸一起度过周末后回到妈妈家的感觉。战斗从未停止。"

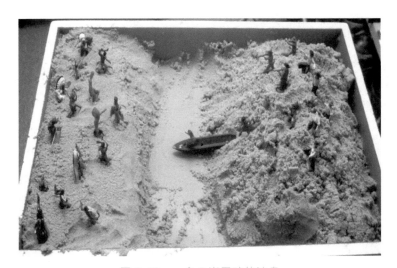

图 8-10　一个 7 岁男孩的沙盘

图 8-11

这个沙盘展示了幼龄阶段的攻击行为，说明了如何从沙盘中看到早年创伤（见图 8-11）。这个沙盘出自一位 40 岁的未婚女性之手，她在冲动堕胎后非常痛苦地前来接受治疗。她失去了她自己所认为的生孩子的最后机会。她告诉我，是她母亲劝她这么做的。她现在过度紧张，充满悔恨，对堕胎感到失落。她觉得自己又被母亲骗了。她创作沙盘时，反复将蛇向前推，就好像蛇在咬这个面具，并讲述她如何一直被迫按母亲的要求行事。她对母亲充满愤怒。也许这条蛇描绘了她母亲的攻击性和 / 或她自己的愤怒。

从大约 8 岁开始，经过 12 岁直至成年，在沙盘中移动物体的现象会逐渐消失。来访者似乎能更自觉地意识到他们的攻击性情感，表现出满足于在沙盘中描绘这些情感，而无须移动人物，与他们互动或替沙具发声。8 岁时，额叶开始发育，这与客观和观察自我的出现吻合。12 岁时，额叶出现质的变化，孩子变得更敏锐。不过，直到 25 岁左右，额叶才完全成熟。

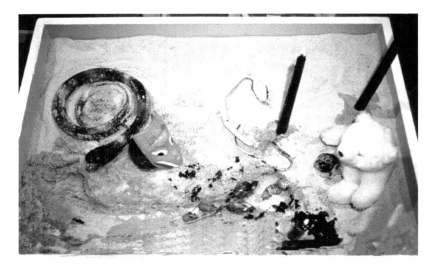

图 8-11　一个 10 岁女孩的沙盘

沙盘的控制和协调

在早期发育阶段，2 岁至 4 岁的幼儿很少或根本没有控制能力；他们的沙盘通常是混乱、没有分化、杂乱无章的。鲍耶发现，儿童的控制能力在 5 岁到 10 岁时会增强，比如越来越频繁地使用围栏就证明了这一点。10 岁是使用围栏和其他控制结构的高峰期。11 岁后，儿童控制实际物体的行为变少，从象征意义上控制的行为增加。11 岁以上儿童的控制情况，更多地表现为使用地形特征，如山脉和溪流，来统合整个场景。

图 8–12

这个 9 岁男孩曾对他的两个哥哥姐姐有过施暴行为。在这个沙盘中，他展示了空间运用能力的发展，他有能力讲述这些不得不停下的汽车的故事，以及他使用实际的停车标志来控制汽车的能力（见图 8-12）。

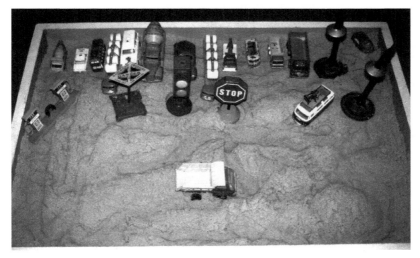

图 8-12　一个 9 岁男孩的沙盘

图 8–13

这个 10 岁女孩的沙盘展示了 10 岁左右的儿童是如何使用围栏的，10 岁是使用围栏的高峰期（见图 8-13）。这个沙盘里，马所象征的高水平的性能量与家养的、更偏向阴性的能量安全地区分开来，符合青春期前的年龄段的儿童创作的沙盘的特征。

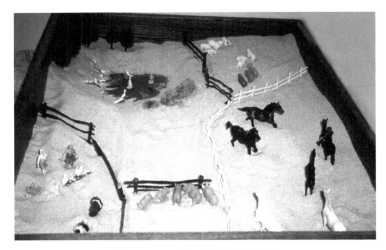

图 8-13　一个 10 岁女孩的沙盘

图 8-14

　　这个沙盘展示了围栏的另一种用途——这次是由一名 29 岁男子使用的，他在恋爱中遭到背叛（见图 8-14）。他计划与之共度一生的女人为了另一个男人离开了他。他 11 岁时，母亲突然去世了。正如 11 岁儿童所做的那样，描述他受伤的上部区域用围栏围起来。然而，积极的一面是，即使在目前的抑郁状态下，成长也是可能的。我希望未来的治疗工作能帮他展现出这些新生活的潜力。

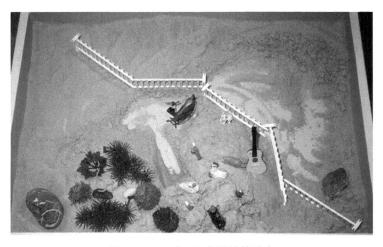

图 8-14　一个 29 岁男性的沙盘

图 8-15 和图 8-16

与儿童相比，成人在沙盘游戏中更多在象征层面使用控制。这位 47 岁的女性因她最小的孩子刚去上大学而感到被抛弃，她在沙盘中心酸地展示了象征性的控制（见图 8-15 和图 8-16）。她的父亲在母亲怀着她的时候离家参加第二次世界大战，直到她五岁时才回来。在她的父亲回来两年后，她的父母就离婚了。这位女性从未从她早年长期渴望拥有完整的家的愿望中恢复过来。几十年后的今天，随着最小的孩子离家，这些情感变得不堪重负，由试图将日益缩小的家庭凝聚在一起的手掌体现出来。中心场景是手掌中的三个女孩和一个婴儿，宝石围成的圆圈使其更具戏剧性。

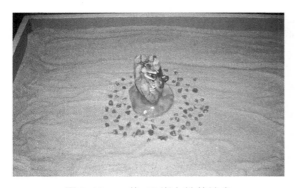
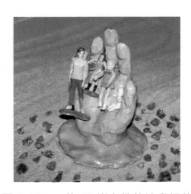

图 8-15　一位 47 岁女性的沙盘　　　　　图 8-16　一位 47 岁女性的沙盘细节

沙子的使用

观察儿童和成人使用沙子的多种不同方式是非常有趣的。鲍耶指出，年幼的孩子往往喜欢倾撒沙子、推动沙子，用沙子掩埋东西。7 岁以后，用沙子建造道路、水道、建筑和小路似乎更多取决于个人的人格特点，而不是年龄差异。她发现，建设性地使用沙子扩大或重组沙盘表明他们有能力创造性地、象征性地利用内在资源改变自己的世界。她还发现，建设性地使用沙子反映出个体的智力处于中等或中等以上水平。

图 8-17

这个沙盘是一个 9 岁男孩创作的，他的母亲在他 3 岁时去世了。他在沙盘中讲述了小船如何一次又一次地奋力驶向安全的港湾（见图 8-17）。他用沙子建造了安全的港湾，表现出高度的创造力和治愈潜力。

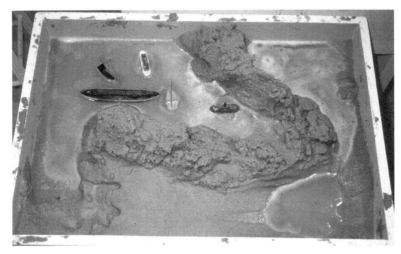

图 8-17　一个 9 岁男孩的沙盘

图 8-18

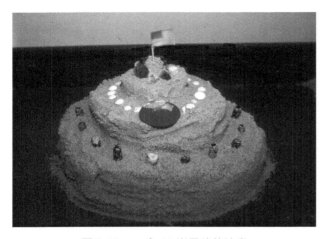

图 8-18　一个 11 岁男孩的沙盘

这个 11 岁男孩创造的沙子结构——装饰着贝壳、岩石和旗帜——是一个庆祝的沙盘（见图 8-18）。他终于被小联盟棒球队录取了。这个沙盘是他花了多大力气才建造出来的呀，完成后，他又是多么高兴地欣赏它。在这一成就中，"自性"无疑已经聚集。

图 8–19

这个沙盘（见图 8-19）出自
一位 39 岁的大学行政人员之手，
她的一篇专业论文刚刚被一家著
名期刊采用，准备发表。对她而
言，这就像是她内在和外在工作
的巅峰。这个沙盘与前一个 11
岁男孩的沙盘有着惊人的相似之
处：两个沙盘都用沙子来暗示深
刻地触及自性的最深处。

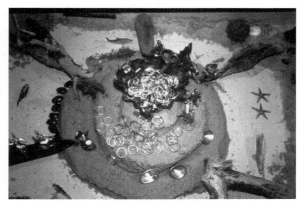

图 8-19　一位 39 岁女性的沙盘

图 8–20

这个沙盘中沙子的使用方
式特别令人感动（见图 8-20）。
这位 30 岁女性从妇科医生处得
知，由于身体原因，她可能永
远无法怀孕。她富有创造性地
使用了沙子，用小石头描绘自
己的悲伤，表明她正试图接受
这种不幸的命运。

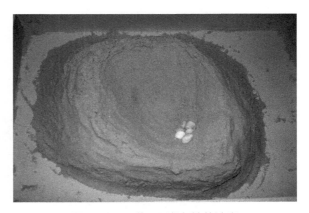

图 8-20　一位 30 岁女性的沙盘

图 8–21

6 个月后，她创作了这个沙盘，两周后，她得知自己怀孕了（见图 8-21）。

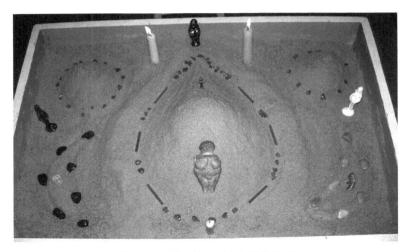

图 8-21　同一位 30 岁女性的沙盘

图 8-22

这个沙盘是她在孩子出生前 6 周制作的（见图 8-22）。原始的女神像直立着，俯瞰着整个场景，一个婴儿站立在两个乳房状的小丘之间。

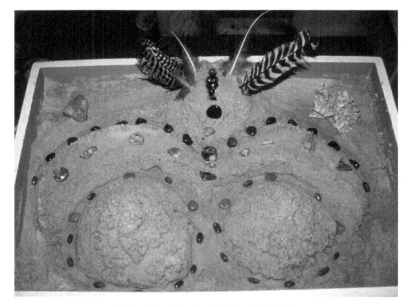

图 8-22　同一位 30 岁女性的沙盘

沙盘作品的内容

鲍耶的第五类也是最后一个类别是指沙盘中的内容。她发现，随着年龄的增长，个体创作的沙盘内容的现实性不断增强，沙具之间也更协调，时间视角也常常包括在主题中。8 岁以下的同龄幼儿的沙盘通常具有很大的相似性，但在 8 岁左右后，个体创作的沙盘的差异开始显现，沙盘高度个性化，因此与发展常模不吻合。

图 8-23

这个由 6 岁女孩创作的沙盘内容和故事既有现实的一面，也有幻想的一面，尽管没有大龄儿童创作的那么明显（见图 8-23）。她的姐姐在她一岁半的时候去世了。她把鸟巢放在树上，然后拿起一个鸟蛋，扔到沙子上说："鸟妈妈在找她的蛋。她无法照顾其他的蛋，因为她一直在寻找丢失的蛋。"

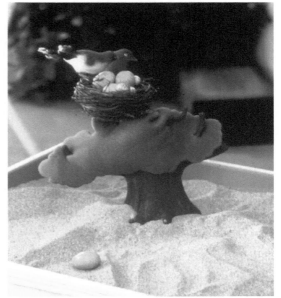

图 8-23　一个 6 岁女孩的沙盘

图 8-24

这个接近现实的沙盘描绘了一个 12 岁男孩的棒球队在一个菱形（曼陀罗）球场上比赛，穴居人在一旁观看（表明旧问题被搁置一边，见图 8-24）。男孩说："比赛即将结束时，穴居人站在一边。他们还记得这些人以前甚至都不会投球。"这个沙盘是这个男孩在治疗即将结束时创作的。他开始接受治疗时，身体还不成熟，所以他很害怕进入这个世界，也害怕参与人生比赛。在这个沙画中，他是生活的真正参与者，一切都在菱形（钻石）上展开，钻石是自性最高境界的统一象征。

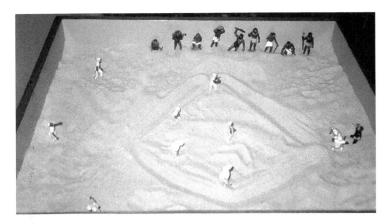

图 8-24　一个 12 岁男孩的沙盘

图 8-25

一位40岁西班牙裔妇女一生遭受了4次重大丧失：9岁丧父，13岁祖母去世，15 岁时两个兄弟在帮派枪战中分别丧生。她在童年和青少年时期的大部分时间里都在为这些丧失而悲伤。在她父亲忌日那天，她决定创作一幅沙画。

四个贝壳作为墓碑标记。一个日晷壳和一只小乌龟现在可以容纳在一个地方了（见图 8-25）。附近有一辆自行车，可以载她上路。日晷壳暗示时间已经过去，或许为她的哀悼画上了句号。

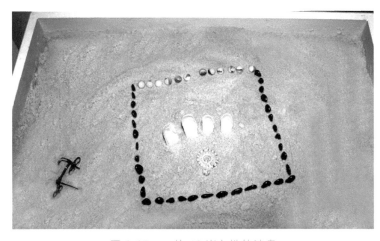

图 8-25　一位 40 岁女性的沙盘

图 8-26 和图 8-27

　　一位技术高超、冲劲儿十足的 45 岁商人在创作这个沙盘时，就像一个不愿使用空间的孩子一样玩耍（见图 8-26 和图 8-27）。他创作这个沙盘时，他在沙子里玩了很长时间，很像一个两三岁的孩子，触摸沙子，手指在沙中穿行。接着，他选了一个沙具——与死亡有关的人像——将其放在沙盘的右边缘。在第一次治疗中，他曾说过他一生都害怕像他父亲一样突然死于心脏病发作。他在两岁时就失去了父亲。

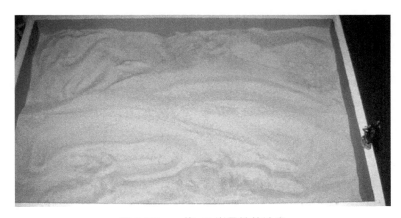

图 8-26　一位 45 岁男性的沙盘

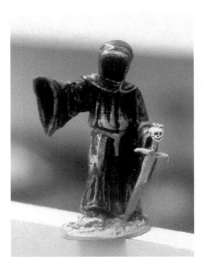

图 8-27　一位 45 岁男性的沙盘细节

图 8-28 和图 8-29

这个沙盘是同一个人于 6 个月后创作的（见图 8-28 和图 8-29）。虽然沙盘中仍然人烟稀少——就像一个幼童的沙盘一样——但他选择了一些相当健壮的人物，尽管其中一个是没有手臂的受伤男子，但这些人物使场景变得生动了。送牛奶的女仆可能送来的是有疗愈作用的牛奶，能帮助他疗愈伤口。

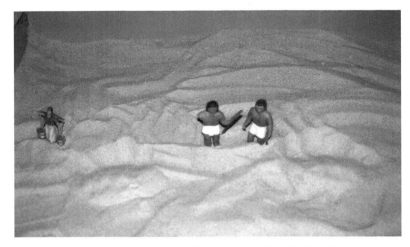

图 8-28　一位 45 岁男性于 6 个月后创作的沙盘

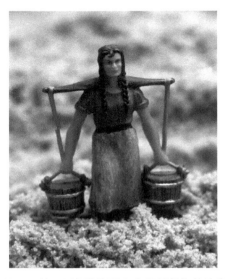

图 8-29　一位 45 岁男性于 6 个月后创作的沙盘细节

性别对沙盘场景的影响

几项研究发现了沙盘场景中存在的有趣的性别差异。其中一项是埃里克·埃里克森的经典研究（Eric Erickson，1951）；另一项是林恩·琼斯的一项研究。埃里克森和琼斯的研究强调了不同方面，但是他们都认为：（1）男性倾向于创作出具有攻击性的场景，（2）女性倾向于创作出亲密合作的场景。

埃里克森发现，男孩的构建在各个年龄段都使用更多的积木和车辆。这些积木被用来搭建建筑物、塔楼，也用于修建街道。男孩的故事常常围绕着坍塌的危险展开。图 8-30 是一个 8 岁男孩的例子。男孩的场景也往往涉及更多的身体运动，男孩更喜欢移动或代表运动的沙具。图 8-31 是一个 6 岁男孩的例子，有一艘船和在沙子中留下的轨迹。

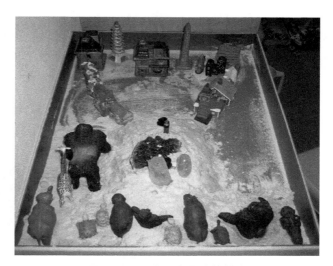

图 8-30　一个 8 岁男孩的沙盘

女孩使用积木的频率比男孩低，她们主要用积木围成结构和标记房子里的房间。女孩会比男孩更频繁地使用家具和家人，例如，图 8-32 是一个 8 岁女孩创作的沙盘。女孩的场景也倾向于强调人与人的关系，主要是家庭成员之间的关系。场景

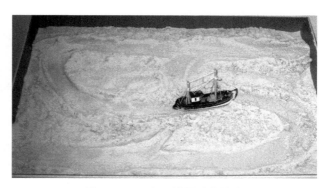

图 8-31　一个 6 岁男孩的沙盘

中出现的创伤较少。一个 10 岁女孩创作的沙画中包含一道围栏（见图 8-33）。一边是棒球比赛，有很多供观看比赛的人食用的食物。另一边是有家人参与的毕业场景。

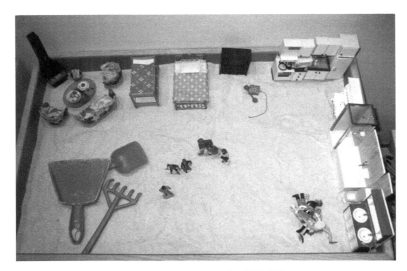

图 8-32 一个 8 岁女孩的沙盘

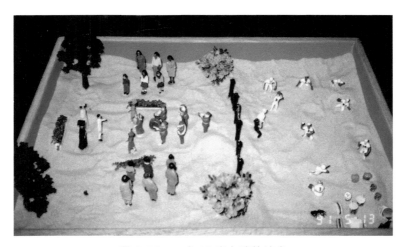

图 8-33 一个 10 岁女孩的沙盘

　　琼斯发现，女孩和男孩在沙盘中创建的结构相似，但有两个重要的例外。首先，操纵沙子的男孩较少，即男孩倾向于将沙子用作底座，而不是移动沙子，尤其是 7 岁至 13 岁的男孩。琼斯认为，这一结果表明，与母亲分离的过程对男孩来说比对女孩来说更困难，这一观点与卡尔夫的观点产生了共鸣，卡尔夫认为与沙子打交道与"大地母亲"有关，大地母亲是源自本能、自然和女性的领域。

　　琼斯的第二个重要发现是，男孩和女孩在戏剧性游戏中如何使用沙具来表现关系方面存在显著差异。男孩（尤其在 2 岁到 7 岁之间）倾向于参与对抗性游戏，并以动态方式表现这种对抗，而女孩（尤其在 5 岁到 7 岁之间）倾向于关注教育关系和家庭互动，强调合作。还有迹象表明，男孩创造的水域比女孩少，而且与女孩相比，男孩创造的岛屿也较少。琼斯的发现（即男性倾向于创作具有攻击性的游戏场景，女性倾向于创作更亲密的合作性游戏的场景）与埃里克森的发现一致。

针对成年男性和女性创作的沙盘之间异同的研究很少。然而，丹克斯发现，在与水有关的人物的使用率方面，女性高于男性（Denkers，1985）。

总结

以下是本章讨论的年龄和性别对沙盘创作影响的主要发现。

为什么沙盘游戏发展常模的了解很重要？

- 帮助治疗师了解对来访者的年龄而言，哪些是典型的特征、哪些是不符合的特征，例如，该儿童比同龄人更超前还是更落后
- 如果一个儿童偏离了常模，这可能表明存在问题
- 心理异常的成人和儿童的沙盘显示出与幼儿相似的模式

随着年龄的增长（12 岁以下）

- 沙盘的使用范围扩大
- 在沙盘边框内的区域内创作，边界感更强
- 控制力和协调性增强
- 沙盘内沙具的组织结构更复杂
- 沙盘内容的现实感更强；沙具也被更多地整合到场景中；时间视角常常包含在主题中
- 沙盘内容的个体差异变得更明显。8 岁以下的沙盘非常相似。8 岁以上儿童沙盘中的个体差异开始显现

2 岁至 3 岁幼儿

- 很少表现出或根本没有表现出控制力或焦点；沙盘通常是混乱的、没有分

化的、杂乱无章的，看不出有协调性

- 通常只使用沙盘的一小部分，而不注意沙盘的其余部分
- 无视沙盘的边界；在沙盘室和沙盘内堆积、分散沙盘人物
- 人物之间的关系是"怪异的""高度主观的"
- 经常刺戳、抛掷或掩埋沙具
- 沙子会散落并被抛到沙盘内外

4 岁至 5 岁儿童

- 创作看似处于过渡状态的沙盘
- 有些儿童只使用沙盘的一小部分空间
- 有些幼儿在整个沙盘里隔一段距离摆放一些沙具
- 设法在沙盘的不同区域中摆放一些能体现协调性的沙具
- 沙子主要用于掩埋和挖掘人像
- 5 岁前，与吃有关的常见主题；5 岁后，则会用到农场场景和许多动物
- 进行戏剧性活动，在沙盘中移动沙具，即"动态沙盘"
- 沙具间相互争斗
- 儿童有时会发出声音，即替沙具说话

6 岁至 7 岁儿童

- 到 6 岁时，儿童的控制能力开始增强（即能够按照自己的预想摆放沙盘，而不那么混乱）
- 6 岁到 8 岁，儿童对运输工具产生浓厚兴趣
- 从 7 岁开始，持续使用树木
- "正常"儿童开始使用沙盘边框区域内的空间
- 临床患者有时只使用沙盘的一部分

10 岁至 11 岁儿童

- 接近 10 岁时，控制沙盘的范围扩大；控制的证据之一是使用围栏
- 10 岁是使用围栏和其他实际的控制结构（如路标）的高峰期

12 岁儿童至成年

- 从 12 岁开始，个体创作的沙盘与成人沙盘相似，通常非常复杂且会使用许多沙具
- 从 12 岁左右开始，个体对实际的控制（如围栏）沙具的使用率较低，对概念上和象征意义上的控制（如警察）的沙具的使用率变高。此外，还使用地形特征（例如，山脉、溪流）来控制和统合整个场景

一般性别差异

场景类型：

- 女孩倾向于创作亲密、合作的场景
- 男孩倾向于创作具有攻击性、对抗性的场景

显示关系：

- 女孩往往注重二元关系和家庭互动，强调合作（尤其是 5 岁至 7 岁之间的女孩）
- 男孩倾向于参与对抗性游戏，以充满活力的风格表现出来（尤其是在 2 岁至 7 岁之间的男孩）

男孩的性别差异特征

- 各年龄段的男孩建造时都会使用更多的积木和车辆
- 积木用于搭建建筑物，如楼房和塔，也用于修建街道
- 男孩的故事往往围绕倒塌的危险展开
- 男孩的场景往往涉及更多的身体动作
- 男孩更喜欢会动或表现运动的沙具
- 常见的活动是在玩具警察的控制下，在街道上移动汽车和动物
- 男孩较少操作沙子，即男孩倾向于将沙子当作底座，而不是移动沙子（尤其是 7 岁至 13 岁的男孩）

- 男孩创造的水域比女孩少
- 与女孩相反，男孩往往很少建造岛屿

女孩的性别差异特征

- 女孩使用积木的频率低于男孩，主要用于围成一个结构和标记房屋中的房间
- 女孩比男孩更多地使用家具和家人形象
- 女孩还倾向于强调人与人之间的关系，主要是家庭成员之间的关系
- 女孩创作的场景中出现的创伤较少

结语

从年龄和性别的角度来看，沙盘可以帮助确定哪些特征与年龄有关，哪些特征与性别有关，哪些与个人心理的独特性有关，还可以确定哪些是与年龄相适应的，哪些是不适应的，哪些可能是有问题的。通常，经历早年创伤的成人的沙盘看起来与幼儿的沙盘惊人地相似。了解发展常模有助于识别可能在早年经历过创伤事件的成人，有时甚至还能指出发生该创伤事件的大致年龄。

鲍耶和埃里克森的研究都支持了我们的看法，即沙盘游戏可以识别创伤事件。埃里克森对研究性格发展很感兴趣。他让哈佛大学的学生用沙具创造戏剧性场景。这项研究最惊人的发现之一是，尽管学生都是英语专业，但他们并没有创造出表现文学或戏剧主题的场景。相反，出现了非常个人化和亲密的场景，这些场景只能与这些学生在童年时期经历的创伤事件联系起来。他们用沙具进行游戏触及了自己早年的创伤经历，使这些学生目前的问题显得无足轻重。

我们都意识到，言语是有限的载体，无法最充分、最深刻地表达意义。文字是意识的言语，无意识主要通过意象来表达。沙盘游戏作为一种非言语技术，可以架起心灵跨文化交流的桥梁。就像梦境一样，沙子中出现的意象本质上是无意识的快照，供我们观看，从而让我们能更深刻地理解自己。

沙盘游戏提供了观察个体心灵的发展的独特机会。沙盘游戏确实是强大的促

进者，能让个体抵达无意识的最深处，获得治愈的能量。荣格在 1977 年接受埃文斯采访时简明扼要地谈到，在治愈这个异化世界中，他认为每个人的责任是"世界悬于一线，那根线就是人的心灵"。我们相信，只有与我们自己的心灵建立深度联结，努力治愈自己，我们才能加强这根细线，成为这个支离破碎的世界治愈结构的一部分。

第九章　沙盘游戏中的移情与
　　　　反移情

NINE

移情最早被弗洛伊德用来描述他的女患者爱上他时发生的事。他意识到，他的患者在与他的关系中重复着她们以前经历过的冲动和感受，通常是与父母的关系（Bradway & McCoard，1997）。

荣格认为，来访者和治疗师是双向互动的，双方都会受到影响。治疗师的助人技能，而非他/她所掌握的理论知识，才是治疗的最终决定因素（Samuels，1986）。荣格还认为，在移情过程中，治疗师在与来访者的关系中既是一个人，也可能是来访者内在情结的投射。

从历史上看，反移情被视为治疗进展的阻碍。然而，目前的观点认为，反移情对治疗工作也有帮助。本书将反移情定义为治疗师对其来访者的所有反应，包括一切感觉、幻想和互动。其中一些反应是有意识的，有些则是无意识的。

移情和反移情可以是积极的，也可以是消极的。坎宁安确认，在沙盘游戏中，普遍接受的观点是"反移情的容器必须是无条件的积极关注和温暖的"（Cunningham，2011）。她引用舒尔博士的观点进一步强调，"积极的移情和情感安全是真正改变大脑中根深蒂固的情感关系模式的必要条件"（Schore，2003）。然而，坎宁安提醒我们，消极的反移情也可能出现，布莱德威和麦科德称之为"逆向感觉"（a feeling against）（Bradway & McCoard，1997）。坎宁安主张"在关注我们自己和来访者的所有主观体验时，强调我们自己的深度敏感性"（Wallin，2007）。

移情与反移情的历史回顾

移情是一个与精神分析有关的概念。西格蒙德·弗洛伊德（Sigmund Freud）在 19 世纪末观察到移情现象，并对其加以描述。"他最初认为移情现象是治疗的障碍，但他的思想不断发展，最终认识到移情是精神分析治疗中的内在必然性"

（Suszek，Wegner & Maliszewski，2015）。

然而，儿童治疗中的移情问题历来备受争议。安娜·弗洛伊德（Anna Freud）认为，由于儿童正处于发展母子关系的过程中，移情（即将来访者早期与重要他人的经历所产生的情感和行为转移到治疗师身上）并不是幼儿治疗过程中的核心问题。另一方面，梅兰妮·克莱因认为，移情的分析对理解婴儿期创伤和匮乏至关重要，因为儿童正处于母子互动的生活体验中（Melanie Klein，1952）。

玛格丽特·洛温菲尔德对移情另有看法。她观察到来访者的核心移情是对沙盘和沙盘材料的移情。洛温菲尔德认为她的角色是理解来访者的沙盘。

卡尔夫并没有提到传统意义上的将旧时情感转移到治疗师身上的移情，而是同时受到荣格和洛温菲尔德的影响。对卡尔夫来说，"移情能为实现个人潜能提供空间"（Bradway，1991）。卡尔夫认为，如果治疗师能创造一个"自由与受保护的空间"，这将促进来访者对治疗师的积极移情，从而增强自性的从集。随着时间的推移，卡尔夫对移情的看法逐渐发生演变，包括来访者和治疗师的关系有时会直接在沙盘中体现这个观点。卡尔夫开始发现，沙盘游戏作品本身往往直接指向来访者与治疗师的关系。例如，她看到，即使是来访者选择的沙具也可能描绘出来访者对治疗师的感受。

日本分析师河合隼雄谈到沙盘治疗师和来访者之间的联系，即在丹田（Hara）水平上发生的移情。换句话说，从一个人的中心（丹田）传递到另一个人中心的非言语的直接交流。最近，美国分析师布莱德威和麦科德使用"共移情"一词描述治疗师和来访者的治疗性的情感关系。沙画创造出来时，沙盘游戏体验唤起了这种情感关系。移情是同时发生的，并非像"移情 - 反移情"一词所暗示的那样先后发生。有时，治疗师和来访者一起观看沙画时，沙画会产生一种被赋予力量的关系形式。

在治疗中认识和思考移情和反移情至关重要，例如：

> 移情现象在生活中和各种取向的心理治疗中普遍存在，因此治疗师忽视它是不明智的。移情是有关患者在人际关系中施展功能这个宝贵信息的载体。这种了解通常不可能以其他方式从来访者那里获得，因为它通常是无意识的（Suszek et al.，2015）。

渐渐地，沙盘治疗师开始寻找并认真考虑沙盘中的移情迹象。来访者甚至可以在沙画中体现治疗师的象征性表征。这也能将来访者对治疗师的移情状态体现出来。

重要的是要关注沙画表达治疗关系的多种方式。我们对移情如何在沙画中显现出来的认识来自于观察移情在沙盘中表现出来的各种方式。

沙盘游戏中移情和反移情示例

在沙盘中可以通过多种方式看到移情关系，包括来访者创作沙盘的方式。移情关系的一些有意识的迹象包括：

- 来访者在创作沙盘的过程中描绘治疗师
- 来访者将某一特定物件视作治疗师
- 来访者创造一个他 / 她认为会令治疗师开心（或不悦）的场景
- 要么与治疗师公开分享沙具，要么将其隐藏在治疗师的视野之外
- 来访者表示沙盘内容与治疗师直接相关

移情关系的一些无意识迹象包括：

- 两个相似沙具似乎经常描绘对移情关系的感受
- 来访者创建一个沙盘，其中的内容象征性地表示关系
- 重要人物的位置或方向与治疗师坐着或站立的位置相对应
- 以不同寻常的方式对待沙具，例如，被毁、被盗、遭人妒忌或受到珍视
- 治疗师的沙盘游戏设备（包括沙具收藏、沙具陈列或沙子质量）受到批评、赞扬或与另一位治疗师的设备进行比较

以下沙盘是来访者向治疗师展示他们移情关系方式的一些示例，也有一些反移情的示例。

图 9-1

这位来访者有意地在沙子中塑造出治疗师的脸来描绘治疗师（见图 9-1）。

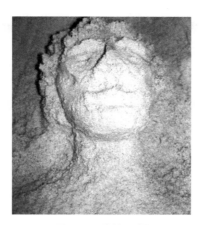

图 9-1　移情示例

图 9-2

　　另一位来访者有意将《绿野仙踪》中的好女巫格林达的沙具认定为治疗师（见图 9-2）。他把沙具放在沙盘边缘上，一边指着治疗师说："这是你，你看管着我的土地！"治疗师有强烈的反移情反应，即受宠若惊地成为好女巫，但并不想要那种力量。

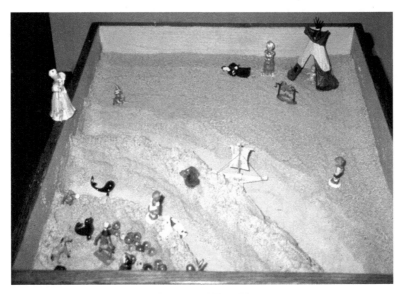

图 9-2　移情示例

图 9-3

这位来访者创作了一幅她认为会让治疗师开心的沙画（见图 9-3）。

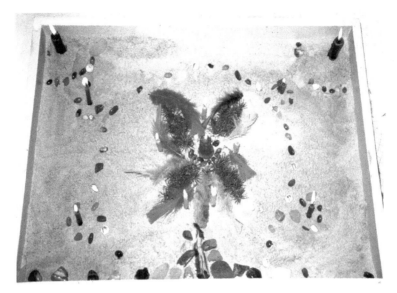

图 9-3　移情示例

图 9-4

有些来访者创作沙画来让治疗师不高兴或感到震惊。这位来访者先是抗拒沙盘游戏，然后决定摆一个沙盘（见图 9-4）。在接触沙盘游戏之前，她已经接受了一年或更长时间的治疗，尽管她经常谈论想不想摆沙盘。当她决定现在是时候创作一个沙盘时，她在沙盘前伫立了很久，才缓慢地挑选了这三个物件。她将王后放在沙盘中央，举着剑的士兵放在王后后面，一只狼放在王后前面。接着她移动狼去咬王后。完成这一盘后，她站在原地看了很久。

在反思我的反移情感觉时，我在想："我是不是把她逼得太紧了，她才无法摆沙盘？"在治疗的早些时候，她描述了被母亲虐待的经历。对她来说，创作沙盘是不是太暴露、太有威胁性了？我选择不问她，因为我觉得这个问题可能会打扰到她。她后来选择继续接受治疗，她觉得治疗对她很有帮助。不过，这是她在治疗期间创作的唯一一个沙盘（见图 9-4）。

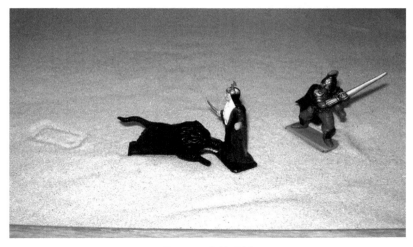

图 9-4　移情示例

图 9-5 和图 9-6

　　有时，来访者会特意向治疗师公开展示或隐藏沙具；这种行为通常与移情有关。在创作这个沙盘时，这位 37 岁的拉丁裔女性要求我离开沙盘室。她说她藏好东西后会叫我。我回来后，她告诉我，我必须在她离开沙盘室后再看她藏了什么（见图 9-5 和图 9-6）。

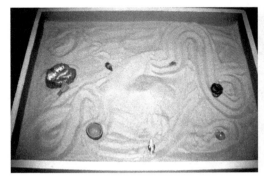
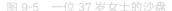

图 9-5　一位 37 岁女士的沙盘

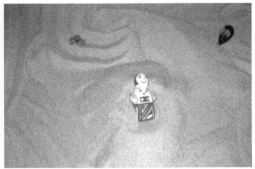

图 9-6　一位 37 岁女士的沙盘细节

　　这个沙盘似乎与前面的示例完全不同，但也很相似。从积极的方面来看，这个沙盘清楚地将我们两人区分开来。从不那么积极的方面来说，这是一种对融合的防御，以及拒绝我作为她旅途中的同伴。她让我去另一个房间时，我感到被推开，不被允许参与她的体验。我也意识到她的要求是重要的个性化声明。当我后来挖出这个人物时，我很清楚，她留下一个来自她自己文化的智慧女人，她希望我能拿着它，想着她。

图 9-7

图 9-7 中沙盘的内容与治疗师直接相关。这位来访者为他的沙画选择了位于沙盘室外的候诊室里的一株植物。这株植物属于我的私人物品。我的反移情既有消极的方面也有积极的方面。他离开治疗室进入候诊室时，我心想："他到底要做什么？"我对自己的感受感到惊讶。我在想："他为什么要超越我们沙盘游戏体验的界限？为什么他需要比我在这个房间里已经有的更多的沙具？"意识到这是一种移情和反移情很有帮助。这种认识帮助我加深了理解。他需要的甚至比我在沙盘室里给他的更多。

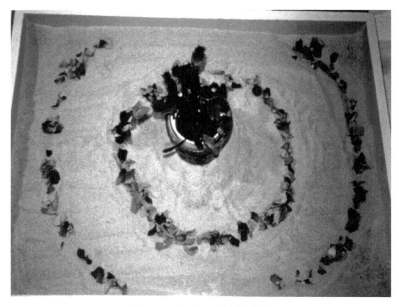

图 9-7　导致反移情的沙盘

图 9-8 和图 9-9

在沙盘中放置成对的沙具也经常是移情关系的象征。这样的摆放描绘了来访者对治疗师的情感和认同。这个沙盘是一位 45 岁的女性在治疗接近尾声时创作的（见图 9-8）。上个月，她把这个连体双胞胎人像作为礼物送给了我。现在她将它放在沙盘中央，暗示着与我的结合和紧密认同。因为她即将结束治疗，我和她讨论了这个问题。她告诉我她会一直把我放在心里。对我自己来说，我在想这是好还是坏。我想这是她赞美我的方式，但我也希望她在没有我的情况下能保持坚强。我决定不与她在最后一次治疗中探究这一点。我感谢了她，并说我认为她是非常坚强的女人，我很钦佩她（这是真的）。

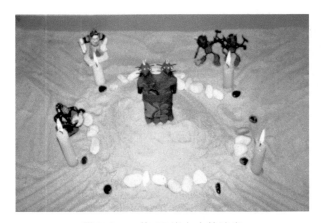

图 9-8　一位 45 岁女士的沙盘

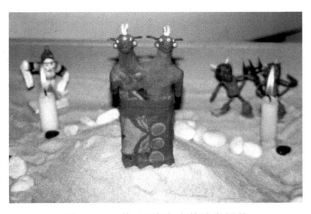

图 9-9　一位 45 岁女士的沙盘细节

图 9–10

一个 12 岁女孩在沙盘中将一名受伤的年轻女性放在担架上，旁边有医生和护士（见图 9-10）。在无意识层面，沙盘中的内容象征着与我的关系。这个女孩无意识地表示她正在接受她需要的治疗。在她创作沙盘的过程中，我能感觉到她很放松。在她创作完这个沙盘后的后续治疗中，我感觉到她对我产生了信任感，我也感觉和她在一起时更亲密、更放松了。

这也代表着"取悦治疗师的沙盘"。来访者非常渴望得到我的积极反应。我对如何给予回应百感交集。通常我会做出中立的、观察性的评论，有时还会问一些有关沙盘的问题。我通常不会做强化性或评价性的陈述。

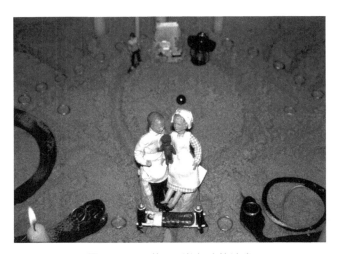

图 9-10　一位 12 岁女孩的沙盘

图 9–11

这是一个带有消极移情的"无意识信息沙盘"的例子，是在无意中创作的（见图 9-11）。有一个学期，在教授儿童咨询研究生课程时，我决定给全班同学一个观察儿童创作沙盘的机会。我征得了戴维和他母亲的同意，让他在这个教学情境中创作一个沙盘。有三个围栏，一个是猪的，一个是羊的，还有一个是猪和牛的。我注意到，第一个围栏中猪的数量正好是当晚上课的学生人数。我相信这是他控制局势的方法。

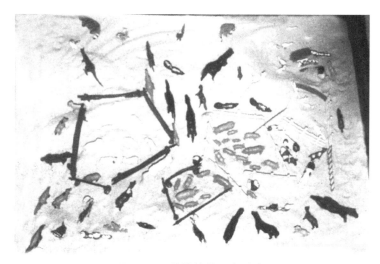

图 9-11　戴维的第一盘沙盘

图 9-12

两天后，在下一次治疗中戴维创作这个沙盘时，我意识到前一次的教学情境对他来说多么令他难安（见图 9-12）。他告诉了我他在观众面前创作沙盘侵犯了他的神圣空间。

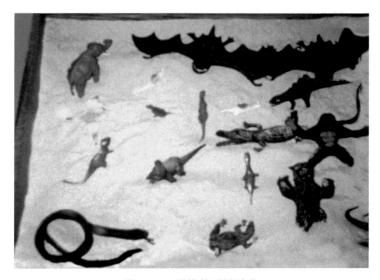

图 9-12　戴维的后续沙盘

这个男孩的家人经常吵架。在这个沙盘里，他放了三只蝙蝠（给它们取名为妈妈、爸爸和宝宝），并说所有的动物都在打架。当他让它们打斗时，他说："蝙蝠宝宝以为这条可怕的蛇很好，但那条蛇伤害了他，害死了他。然后，蝙蝠的父母失去理智，杀死了所有其他动物。然后他们发现蝙蝠宝宝还活着。"

这时，戴维小心地把所有动物分开，说他更喜欢大家都开心的时候。

我认为戴维将这条大蛇放在离我坐的位置最近的地方是很重要的。摆放蛇的位置和他的评论（可怕的蛇是好的，但它伤害了他）都向我传达了这样的信息："我以为你很好，我信任你，但你背叛了我，这让我很生气。"我很欣慰地看到，在这个愤怒的时刻，他自己的保护性防御出现了，他能在不破坏整个体验的情况下分开并移除各种可怕元素。

这节咨询结束后，我对他的沙盘有了很多想法，我决定在下一次咨询中询问他这件事。在下一次咨询中，将他安顿好后，我问道："我在想你是否对不得不在课堂上创作沙盘感到愤怒？"他点头表示肯定。

我相信，我对他对我的愤怒的理解和我的接纳有助于将治疗推向更深的层次，但我决定再也不犯同样的错误。在这次事件之后，戴维接受了多次治疗。在治疗接近尾声时，他的父母说他在学校的表现很好，还交了一些好朋友。然而，我无法忘记我所犯的错误，即要求他向他人暴露自己的感受和无意识的想法。

第十章　沙盘游戏与炼金术

TEN

　　本章包含一个非常独特的案例，它将戏剧性地描述炼金术过程和沙盘游戏之间鲜活的联系。一个 6 岁男孩（在这个故事中被命名为"彼得"）的沙盘游戏过程与古老的、原型的炼金术过程有许多相似之处。回想起来，彼得的旅程是必要的。只有通过炼金术的过程，他才能进入无意识的最深层，从而转化埋藏在那里的负面情绪。

　　荣格写过大量关于炼金术和心理治疗过程之间的相似性的文章。炼金术、分析心理学和沙盘游戏的相通之处在于它们都试图在意识头脑和无意识世界之间建立联系。此外，炼金术和沙盘游戏都涉及通过独特的过程对具体材料进行操作，以便凝结或结合，实现无意识的意象。

　　炼金术是科学的早期形式，是一门前科学，其目标是将贱金属转化为黄金。然而，它的意义远不止于此。炼金术士认为自己投身于一项神圣工作——寻找至高无上的终极价值——就像黄金所象征的。在实现这一目标的过程中，炼金术士的品格发挥着核心作用。炼金术士不仅要掌握这门古老学科的知识，而且必须具备某些个人特质，如耐心、毅力、勇气和纪律。通常，炼金术士在努力寻求物质转化的关键时并不知道，这个过程也在转化着他们的灵魂。

　　荣格认为，炼金工作（炼金术士称之为"伟大工作"）的目的不仅在于炼金，还在于将人类的灵魂从无意义和混乱的状态中拯救出来。荣格认为，这项古老的工作深刻影响了炼金术士的心灵。他们工作时，沉浸在炼金实验室的各种过程中，他们在无意识的最深层工作，以获得心灵的黄金，即我们自身常常深藏不露的部分，荣格称之为"自性"。

　　沙盘游戏与其古老的前身炼金术类似，它赋予无意识内容以形状，直接影响意识和无意识过程的相互作用。沙盘游戏中的画面反映了个体进入意识的内在意象。然而，沙盘中群集之物也会影响无意识。因此，一个循环过程展开了。沙盘游戏创始人多拉·卡尔夫指出，疗愈体验是连接内部意象并赋予其具体形式的直接结果。有时沙盘游戏会引发深刻且神秘的事件，如本章讨论的 6 岁彼得的案例所示。

荣格有关炼金术的著作被多位作者加以阐释。爱德华·艾丁格（Edward Edinger）在他的《心灵的解剖》（*The Anatomy of the Psyche*）一书中确定并讨论了炼金术过程的七种操作——溶解、煅烧、升华、凝结、分离、死亡和化合。化合是这个伟大工作的最后阶段或高潮——得到黄金。

尽管艾丁格指出，与其他作者确定的炼金术操作略有不同，他所确定的七种操作并非必须全部按次序出现才能发生转化，但在彼得的沙盘游戏案例中，七个阶段全都出现了。

彼得的背景情况：初始会面是与彼得的父母进行的。他们希望彼得接受治疗是因为他们担心他习惯性地违抗、愤怒和显露敌意。他们说，彼得经常粗鲁无礼，违抗或拒绝遵守成人的要求或规则。据他父母说，彼得有"阴暗的一面"。有时，他会非常刻薄，近乎残忍，尤其是当有人"在他的地盘上"时。例如，如果来做客的朋友碰巧赢了比赛，彼得会勃然大怒。他父母说，彼得个头很大，很容易通过欺负别人获胜，否则，他就不玩了，然后躲在角落里生闷气。他们还形容他很容易受挫。例如，他第一次尝试学习玩游戏机时，他会尖叫、哭泣并大呼郁闷。最后，他扔掉遥控器，一气之下放弃了玩游戏机。几周后，他会再次尝试。相当长一段时间后，他终于掌握了玩这款游戏的技巧，现在他似乎对这款游戏爱不释手。他的母亲不得不同时监控游戏机和电视。因为彼得无法依靠自己的力量停止玩游戏。

据他的父母说，彼得出生时难产，生产过程开始后，意外剖宫产。从一开始，他就很难安抚，对任何刺激的变化都反应强烈，尤其是对噪声和光线。

他的父母都是大学毕业生。彼得的父亲是一位成功的电影业高管，经常需要进行外景拍摄。他的母亲是家庭主妇，经常感到疲惫不堪。虽然她尽量不与彼得进行权力斗争，但每天还是会发生冲突，他总是哭闹不止。不过，她说彼得有时也很善良。彼得有个妹妹，在他五岁半时出生。他似乎很喜欢她，喜欢照看她，和她一起玩。在妹妹出生后，全家搬到了新家。

在学校，彼得表现得很好。他的阅读和算术成绩突出，课堂上的行为通常也符合他的年龄。不过，在学校玩耍时，他却在制造麻烦和孤立自己这两个极端之间徘徊。例如，最近在打躲避球的过程中被"标记"时，他非常愤怒，拒绝离开圆心，并大声斥责给他贴标记的女孩，大喊她作弊了。最后，一位老师介入，彼得跑到操场的另一边，用石头踢篱笆。

听了他父母的担忧后，我在学校观察了彼得。然而，那天他表现得很平常。他的老师告诉我他爱发脾气，很难交到朋友。她还说，彼得可能是个有学习天赋的孩子。

根据他的父母和老师的描述以及在治疗中的观察，彼得的症状显然符合《国际疾病分类》第 10 版（ICD-10）诊断轴 I 的标准：对立违抗性障碍。

除了让彼得参与沙盘游戏治疗外，其他治疗技术还包括游戏治疗、行为治疗、放松和自我对话训练、可视化、阅读疗法和艺术。在将近两年半的时间里，他接受了每周一次的治疗。

在治疗早期，彼得的沙画表明他正努力解决内心深处肆虐的阴暗、困难和未解决的问题。最终，正是他在沙盘中的工作激活并最终成了他需要的转化阴暗的本能元素的载体，这样他才能更好地在世界上发挥作用。有了这些新的联系，自我能够与自性建立联系，这有助于他以更和谐的方式发展。随着治疗的深入，很明显，彼得正努力解决在他内心深处肆虐的黑暗、困难和未解决的问题。

以下是彼得在沙盘游戏过程中创作的 25 个场景中的 14 个（此处编号为1-14）。他的前 3 盘对接受治疗的男孩来说是非常典型的。第 4 盘则截然不同。然后，从第 5 盘开始，他的作品中展现了炼金术过程中 7 种操作的开始。不过，直到最后一个沙盘，所有 7 种操作才结合在一起，在心灵最深处创造了转化。

图 10-1（沙画 1，7 月 14 日）

混乱的局面在这个沙盘里显而易见（见图 10-1）。一场战争正在进行中，让人想起卡尔夫所说的战斗阶段。这里支离破碎，但在战争中，有一个报刊亭！这在传达什么消息？也许这与他开始的治疗有关。有趣的是，他把报刊亭放在了右上角，有时这个角落与新的发展有关。

这个沙盘代表彼得发展的几个层次，以及新发展的可能性。蛇代表原始层面，而骑士、内战士兵和国王卫队则代表集体层面。彼得认为，城堡正被围困，两辆坦克和大炮相互对峙，暗示着混乱和矛盾的情绪。随后，彼得将一个黄金王冠戴在一名士兵头上。然而，我在后来的治疗中才发现，黄金元素在他寻找稳定自我的过程中非常重要。

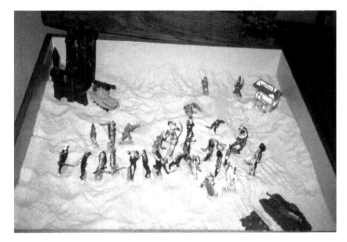

图 10-1　沙画 1

图 10-2（沙画 2，7 月 14 日）

彼得在第二次治疗中同时创作了沙画 1 和沙画 2（见图 10-2）。这个沙盘包含了黄金和寻找道路的意象，沙盘开始呈现出一些动态过程，如他使用金色马车所表达的。此外，水井中水车的使用表明，彼得正试图向内触及，以获取并激活无意识的能量。

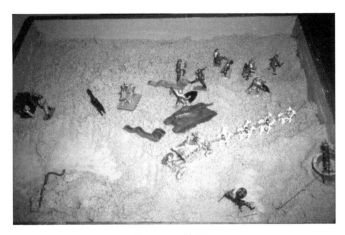

图 10-2　沙画 2

在接下来的几周里，彼得又创作了几幅沙画。所有这些都描绘了混乱和斗争的场景，这正是 6 岁男孩的典型特征。

图 10-3（沙画 3，11 月 15 日）

这个沙盘是在前两个沙盘之后大约 4 个月创作的，充满了挣扎，但也开始尝试弥合无意识中的可怕元素（见图 10-3）。彼得是一个经常用无法控制的愤怒表达愤怒的孩子。这个沙画揭示了愤怒背后的一些东西——他无法控制的、原始的、破坏性的元素——大型、强大的攻击性战士。他把他们称为"坏人"。他试图弥合、控制和理解他们。两座桥和两只水牛表明，本能元素守护着他更原始的部分。在美洲原住民的传说中，水牛象征着超自然力量、力量和毅力。很高兴在这个沙盘里看到这种能量。与前面的坏人相比，威胁性较低的小动物位于左侧。城堡本身充满了侵略性的元素，既有坏人也有好人。目前尚不清楚是哪一方掌权。到目前为止，彼得的沙画是男孩子在治疗中非常典型的。他的沙盘表明，这是一个正在努力发展自我并与自己年少、原始的一面作斗争的男孩。

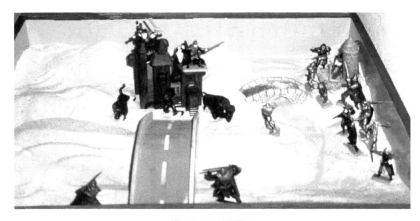

图 10-3　沙画 3

图 10-4（沙画 4，11 月 29 日）

两周后，彼得创作了一个截然不同的沙盘（见图 10-4）。他将这些管道网络组合在一起的强度令人印象深刻。很明显，他的心灵正经历重要的结构性工作。

他的过程似乎更深入，这表明也许一个深刻且神秘的历程正在启动。这些管道和绳索也许与他的剖宫产有关。这是自我重组的开始吗？后来，从炼金术角度回顾这个沙盘，似乎彼得正在创造一条新的道路，他的能量通过这条路以相互关联的方式流动。

在创作这个沙盘之后的 4 个月，彼得没有再创作沙盘，而是在治疗中把很多时间用于在治疗室的两个大塑料隧道里爬行，穿过自己创造的迷宫。他在隧道里和周围设置了障碍物，他必须在隧道里挣扎才能通过，我在想，他的行为是否与他出生时的挣扎相似。他的出生并不是一次成功的挣扎；在完成分娩之前，其他人必须帮助他。在这里，在治疗中，他终于有机会按照自己的节奏一次又一次地完成分娩的挣扎。我知道他需要用自己的身体完成这项工作。这项工作为一个新过程——炼金术过程——的开始奠定了基础。

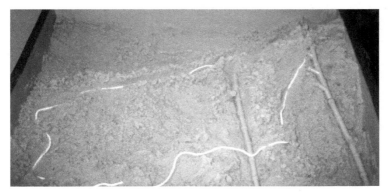

图 10-4　沙画 4

图 10-5 和图 10-6（沙画 5，第二年的 4 月 11 日）

经过五个月几乎每周一次的游戏治疗，彼得在创作下一个沙盘的过程中向前迈进了一大步（见图 10-5 和图 10-6）。现在，他能在两个沙盘之间架起桥梁！

与之前的沙盘游戏相比，他使用了更多的能量来移动大量沙子，创造了不同寻常的水和海岸线场景。移动沙子的行为表明，彼得是一个心智能力很强的孩子，他的内在想象力资源得到了越来越充分的利用。现在，他有了更多空间来处理自己的问题。这个沙画反映了他在游戏治疗过程中以及在以前的沙画中所做的工作和斗争。

这个沙盘体现了几种炼金术操作，但最相关的是炼金术的溶解阶段（稍后将结合彼得的其他沙盘讨论其他阶段）。溶解与水有关。一些炼金术士认为溶解是炼金术的根源。根据艾丁格的说法，一位古代炼金术士建议："在所有物质都变成水之前，不要进行任何操作。"溶解通常意味着将分化的物质恢复至原始和未分化的状态，即原始材料。

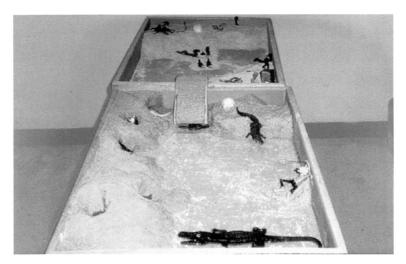

图 10-5　沙画 5

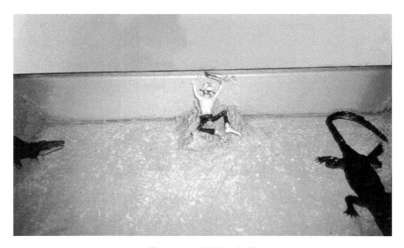

图 10-6　沙画 5 细节

溶解有双重作用：它使一种形式消失或回归到原始状态，而后出现一种新的、再生的形式。对个体而言，其人格中固定、静态方面阻碍了变化。为了进行转化，在新的方面出现之前，这些固定的方面往往必须首先被溶解或还原为心理的原始物质，即产生痛苦的感受。治疗师都知道，在改变发生之前，来访者往往需要哭泣。

这个沙盘展示了一个巨大的重组时期。在谈到他的沙盘时，彼得说，一场大飓风来了，人和动物散落在大地上。然后，他为一些动物建造了几个洞穴，为这些能量创造了容纳的空间，使它们能够栖息并得到保护。

他选择了一个脸上呈现出痛苦表情的人，真是令人震惊。这个男人的痛苦可能与彼得自己的挣扎和痛苦有关。飓风的狂怒可能代表着原型能量——折磨他的能量——将他的愤怒和怒火化为原始材料，同时推动他继续前行。

这个沙盘中有死亡的象征（棺材和头骨），但也有移动和连接的可能性，就像两个沙盘之间的大桥所象征的那样，还有蛇所象征的转化的可能性。

两只鳄鱼在沙盘中十分显眼。彼得把小鳄鱼移向大鳄鱼时说："儿子和爸爸要打起来了。"不过，沙盘里的两只鳄鱼并没有真正相遇，他把小鳄鱼移回了原来的位置。

图 10-7（沙画 6，6 月 20 日）

大约两个月后，彼得用一个曼陀罗形状的土丘创作了这幅沙画，最后在上面放了卡通人物歪心狼（Wiley Coyote）和 BB 鸟（最终的幸存者）（见图 10-7）。彼得现在有能力在沙子上将模具摆成圆形，这是他以前从未做过的。他的内心诞生了新的东西。也许他现在已经与自己的心灵建立了新的关系，以及一种将心灵各个部分结合在一起的新能力。当然，在这个沙盘里可以看到联合（结合）的潜力。

尽管如此，许多零散的部分散落在土丘周围，这些部分也需要整合。原始的国王和王后人像矗立在早期沙盘中使用过的材料中。这个沙盘提出了一个问题：彼得能整合这么多零散、混乱的材料，并将这些元素转移到沙盘中心明显出现的新秩序中吗？

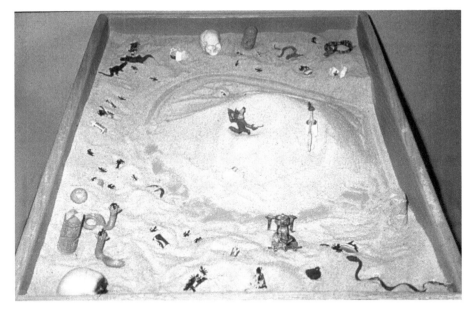

图 10-7　沙画 6

土丘周围的混乱物质是更多需要转化的原始材料。所有这些混乱的因素——超过了任何一个 6 岁孩子应该面对的——现在都掌握在一个拥有更强大的动力的孩子手中。他的心灵处于一种自我重组的激越状态。在他创作沙盘游戏的过程中，他在寻找秩序并重新配置自己的内在状态。

图 10-8（沙画 7，7 月 29 日）

五周之后，更多的人聚集在一起。这次沙盘游戏唤起了彼得强烈的情感体验。他在建造这座中央山脉结构和将湿沙填入杯子（远景）并放在沙盘上时，显现出了极大的成就感（见图 10-8）。这个结构和他创造这个结构时的情感，代表一个新的、稳固的自我的诞生。现在，他的新的内部结构可以同时包含光明和黑暗两个方面。星球大战的沙具（包括好人和坏人）位于一个中心组织的结构中。陆桥出现了。看来，他现在能在两个世界之间架起桥梁，不过，也许在一边架得多一些，在另一边架得少一些。

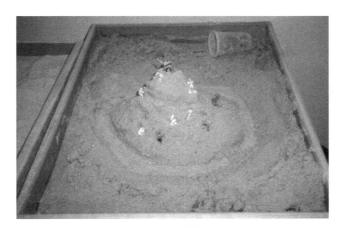

图 10-8　沙画 7

图 10-9（沙画 8，8 月 5 日）

接下来的一周，彼得制作了这个沙盘（见图 10-9）。这与他以前制作的沙盘大不相同。也许正是因为有了前一个沙盘，才有了这个沙盘。

彼得第一次使用了绿色植物。右后角的那棵开花的树与他第一个沙盘里的报刊亭几乎在同一个位置。这表明内在深层的植物水平的生长已经被激活。此外，几乎所有的人物都是由贱金属制成的。在炼金术中，金属是原始材料常见的核心元素，是创造黄金的原始材料。金属最显著的特点是沉重和坚固，是具体、朴实的象征。沙盘中的两个物件——太阳和星星，已经达到了转化为黄金的终极状态。沙盘中有第三个人：一个金色的原始人正在一口大锅里搅拌着什么。

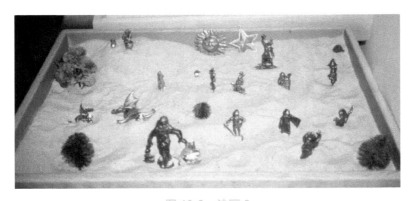

图 10-9　沙画 8

这个沙盘表明，彼得正在经历一个深刻的过程，他像古代炼金术士一样在内心实验室里工作。尽管这里有黑暗的元素，但它们受到太阳和星星光芒的照耀。沙画 7 和沙画 8 表明彼得的自性已经显现。现在，在沙画 8 中，彼得的自性正在努力将这些贱金属转化为黄金。

图 10-10（沙画 9，11 月 22 日）

这个沙盘是彼得刚过完七岁生日后做的（见图 10-10）。他在沙盘中放了七支小蜡烛和一支大蜡烛（第 7 支小蜡烛在左侧，但不在画面中）。点燃了无数支蜡烛后，彼得现在似乎能将他的挫折和愤怒表露出来。荣格将大量的光称为"混沌中播撒的光的种子"。

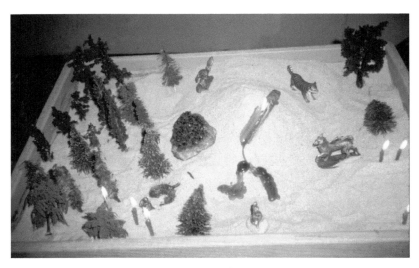

图 10-10　沙画 9

彼得显然已经进一步进入了炼金过程。在这个沙盘中，出现了第二个、第三个和第四个炼金阶段：煅烧、升华和凝结。煅烧的炼金阶段是指与火的相遇。火具有净化作用，能净化原始情感，使自我连接到与自己适当的能量和功能水平。在心理学上，"煅烧"指的是耐受强烈情绪的折磨。如果自我能维系下去，这种磨难终会产生巩固的效果。

火还能加热其他物质，当这种情况发生时，一些物质会蒸发到空气中。在炼金术中，这被称为"升华"。例如，水被加热后会变成蒸汽并蒸发到空气中。其他物质在加热后会熔化并变形，有时会凝结在一起。这就是炼金术中的凝结阶段，指的是物质聚集在一起。

在这次沙盘游戏中，当火加热中央的蓝色蜡烛时，两个过程都发生了，导致烟雾升腾到空气中（升华）。然后，火融化了蜡烛，熔化的蜡顺着山流下来，融合并附着在大地上（凝结）。艾丁格说，"凝结"是"把某物变成土的过程。"从象征意义上讲，凝结是具有凝聚力的自我的群集。

图 10-11（11 月 29 日）

一周后，在这个沙盘中，凝结阶段进一步发展。彼得确保两股熔化的蓝色烛蜡汇合在一起，在山脚下牢固地凝结，注入湖中（见图 10-11）。随着这种联系的建立，他第一次使用了人（在此之前，彼得只使用卡通和原型人物，如骑士）。现在，他的自我变得越来越完整，这象征着蓝色熔蜡的汇聚，他能接触和利用一个更普通的接地气的象征：以自然、朴实的方式生活的美洲原住民。

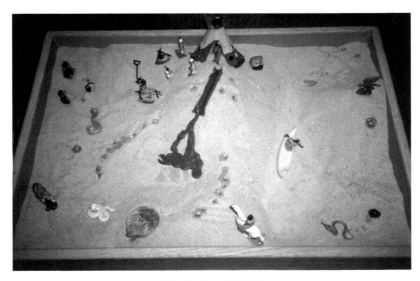

图 10-11　沙画 10

过去，他心灵原始的一面通过描绘战斗和死亡主题的沙盘，以更暴力和更具攻击性的方式被表达出来。现在，他可以乘坐黄色独木舟继续他的旅程，因为两个母亲形象被放在明显远离他的地方（我在想这两个人物是否可能是他的母亲和我）。这里也有更多关于火和烹饪的意象，再次暗示了煅烧的炼金术阶段。沙盘中有几条蛇，表明我觉得他身上有巨大的转化潜能。

三个月的时间里，彼得没有创作沙画，而是利用我们在一起的时间谈论朋友、家人、在学校成功的事和难题。

图 10-12（次年 2 月 27 日）

三个月后，彼得再次站在沙盘前，创造了一个全新造型（见图 10-12）。这个造型可能是由他之前的沙盘中以前没有定形的凝固蜡演变而来的。彼得对沙子（他的原始材料）进行了一系列操作和改造［即凝结（变成土）和煅烧（火）］，从而创造出了一个全新造型—— 一种他以前从未创造过的造型。

在这个沙盘中，出现了炼金术的第五个阶段——分离。在分离中，秩序从混乱中产生。这个过程类似于创世神话中的主题，即宇宙或世界从混沌中诞生，彼得将他塑造的人物从沙子中分离出来，赋予其独立的形态。

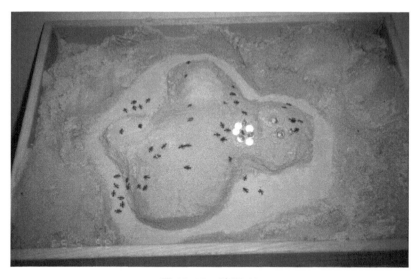

图 10-12　沙画 11

彼得将蚂蚁摆在这个雕像上的行为非常有趣。蚂蚁是最普通的昆虫。虽然蚂蚁在本能层面发挥作用，但它们也是一个充分发展的、角色明确的集体社区的成员。它们的标志和特征之一是在土壤中建造精致的隧道。

在治疗中，彼得开始比以往任何时候都更具体地谈论自己和生活。在治疗期间，他还专注于艺术作品和游戏治疗。就在他创作这个沙盘的同一天，他在纸上画了一个精心设计的迷宫，这表明他的内心正在发生的远比仅仅观察他所能看到的要多得多。他自己的基础正在更独立、复杂地被创造出来。这项工作类似于他早些时候在沙盘室的塑料隧道中爬行时所做的内在工作。

图 10-13（沙画 12，2 月 27 日）

同一天，彼得完成上一幅沙画和迷宫画后，来到第二个沙盘创造了一个更清晰的人物（见图 10-13）。这是一个有腿的人。与前一个图形相比，这是一个更成熟的人形，清楚地传达了他正在发展自己的自我。他现在有两条腿用于站立。而在此之前，即使他想独立站立，也没有支撑自己的基础。

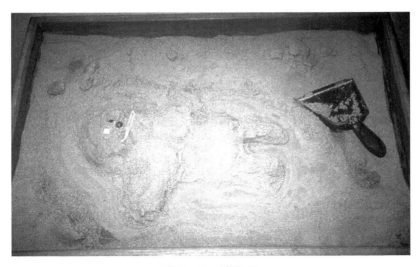

图 10-13 沙画 12

图 10-14（沙画 13，5 月 14 日）

需要注意的是，炼金术的各个阶段不一定是渐进的或线性的。人们可以看到旅程中各个阶段的元素。这个沙盘似乎描绘了退行的运动（见图 10-14）。这个沙盘代表炼金术的第六阶段即死亡阶段——破灭和毁灭阶段。

彼得在挑选沙具时说他想做一个墓地。炼金术的"死亡"阶段涉及失败、折磨、残害、死亡和腐烂等主题（见图 10-14 中被肢解的手）。在分离阶段（出现在前两个沙盘中）之后，通常会出现死亡意象。分离与死亡密切相关，因为分离或与更熟悉的事物分离往往会被体验为死亡。当彼得开始体验到自己更独立，用自己的双腿可以站立起来时，他很可能会产生失落感。他不再感受到年幼时与父母的纠缠关系。在这个沙盘中，蜘蛛被放置在墓地中央，戏剧性地象征了这一死亡。

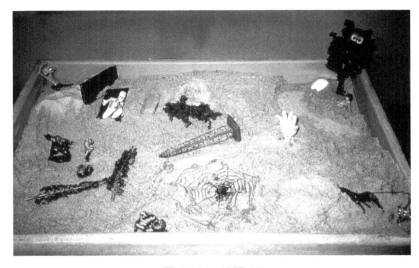

图 10-14 沙画 13

彼得点燃一支金色蜡烛，耐心地把蜡滴在被网缠住的母蜘蛛身上。蜘蛛通常象征着消极的母性，但也并不总是如此，在这个案例中，这种解释似乎适用。这可能是一种死亡和葬礼仪式，能帮助他放下与母亲旧有的关系。他在沙子上放置了一个有意义的人物观看这个仪式。那是《奇幻森林》（*The Jungle Book*）中没有母亲的孩子莫格利（Mowgli）。

彼得与母亲在外部世界的关系正经历深刻的变化。就在同一天，他的母亲抱怨说，彼得在家的时候比以前更爱生气了。与此同时，毫不奇怪，他在学校的表现非常出色。沙盘中的过程与家里的过程如出一辙，即过去的彼得的毁灭和死亡，自己试图找到他正在需要的更坚强独立的双腿。不过，他反复无常的情绪有时会失控。此时的治疗干预的作用是教他一种理解和表达愤怒的方式，即用一种更积极、更可接受的方式表达愤怒，而不是单纯付诸行动。我希望他能学会使用一种有意识地表达愤怒的方式。此外我希望强大的沙盘游戏过程能将他引向一个新的、有创造力的方向。因此，在治疗过程中，我们讨论了愤怒以及表达愤怒的适当方式。此处，在沙盘里（在前方挨着彼得的位置）一个金色的原始人正在大锅里搅拌着什么。

图 10-15 和图 10-16（沙画 14，制金，5 月 28 日）

这是彼得两周后制作的最后一个沙盘（见图 10-15）。应彼得的要求，我在他制作最后一个沙盘时，拍下了一系列照片。这个沙盘经历了戏剧性的演变过程。彼得知道，这件事在治疗工作中是非常特殊的。从炼金术的角度来看，最后一个沙盘的动态演变揭示了逐渐展现的心理发展的生动例证。

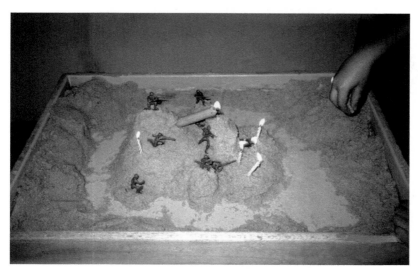

图 10-15　沙画 14，制金

如果我想象什么样的过程最能说明沙盘游戏和炼金术过程之间的联系，我无法表达出来。这让我既惊讶又惊喜。我对无意识的运动方式充满了敬畏，无意识的运动方式在这些场景之中如此生动地展现出来。

彼得利用炼金术过程中的 6 大基本要素或阶段创作了这个沙盘：（1）水（以沙盘的蓝色和湿沙为代表）代表溶解阶段；（2）岛屿与陆地其他部分的分离代表

分离阶段；（3）融化的烛蜡代表凝固阶段；（4）点燃的蜡烛的火代表煅烧阶段；（5）蜡烛产生的烟代表升华阶段（转移或改变为文化上更高或社会上更容易接受的活动）；（6）死亡的士兵代表死亡阶段。

当这个沙盘处于最初阶段时，他似乎不太可能将所有这些元素结合在一起，以达到更高的水平。根据炼金术的思想，这一最高境界就是"化合"——所有元素完美结合，从而创造出黄金，这是炼金过程的目标。

接着，彼得摸了摸湿沙盘和干沙盘，最后选定了湿沙盘（见图10-16）。他在沙盘中央做了一个平顶岛，中间有个洞，用来放蜡烛。他特意把点燃的大蜡烛侧着放，这样蜡烛就会滴落在沙子上。又在沙盘周围放了5支点燃的生日蜡烛。接着又选了一根大蜡烛，把它悬置在原来的大蜡烛上。照片上看不到原来的蜡烛，它被沙丘遮住了。接着，他小心翼翼地摆放着死去和垂死的士兵，边摆边给这座小岛塑形，为每个人找到最合适的位置。之后，他请治疗师拍下照片。

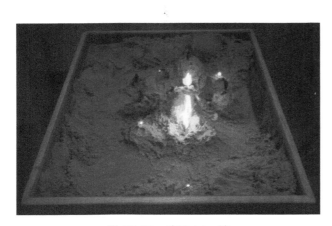

图 10-16　沙画 14，续

紧接着，他要求关灯，他和治疗师在黑暗中默默地看了很久，看着蜡烛燃烧殆尽，听着热蜡撞击湿沙发出的"噼啪"声。这是多么富有戏剧性的事件啊。随后，他要求拍下第二张照片（见图10-16）。

也许，这一系列的体验，以及用光明面对自己内心的黑暗的过程，是赋予他所需的自我力量的重要因素。

图 10-17

在生日蜡烛几乎熄灭的时候，彼得将中央的蜡烛抬高，照亮沙盘，成为这个士兵墓地的标志（见图10-17）。要想实现转化或成长，就必须能处理并照亮黑暗的情感。

然后，他拿起中央的蜡烛，放在一边，这样，露出几乎埋在沙子里的第二根大蜡烛。在挖开第二根蜡烛时，他欣喜地发现，两根黄色蜡烛在沙子中留下相当多的熔蜡残渣。这一发现似乎让他更坚定了，他变得更专注和坚定，就像一位古代炼金术士在他的实验室里热火朝天地工作着一样。

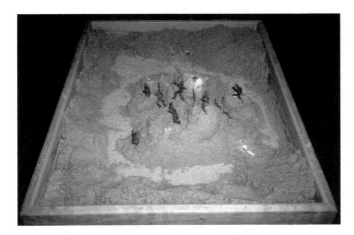

图 10-17 沙画 14，续

图 10-18

火熄灭后，两支蜡烛的蜡流淌在一起，一个新的富有意义的象征形式出现了（见图 10-18）。他内心的对立力量正在引导他发展一些新东西，但他似乎并不满意。

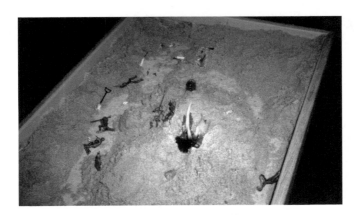

图 10-18 沙画 14，续

然后，他点燃一根火柴，接着点燃剩余的蜡。很明显，还有更多的东西需要烹煮——转化还未完成（传统上，炼金术士会使用两道烧制工序）。现在，一根火柴点燃了两团火焰。最终，两团火焰变成一团火焰。然后，彼得将注意力完全集中在沙盘中央。在这个阶段，他从沙盘中拿走死去的士兵和生日蜡烛的残留物。我们再一次看着那束火焰燃烧殆尽。

图 10-19

他用湿沙和加热的蜡创造了一个金色蜡做成的球形容器（见图 10-19）。虽然他并没有意识到自己所做的一切，但当他退后一步观看这一幕时，他是多么自豪啊。通过这一化合过程，炼金过程的最后阶段已经完成，伟大工作的目标也已实现。他造出了黄金！

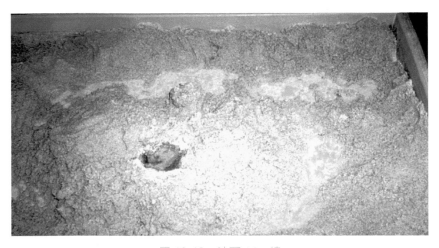

图 10-19　沙画 14，续

后记

彼得继续接受了大约两个月的治疗。在这段时间里，他似乎逐渐安定下来。他的母亲说，他在家里似乎变得不那么易怒了，在学校也更专注了。他母亲最后一次与我联系是在大约三年后，也就是 1994 年北岭地震之后。她说，尽管他们的房子受到重创，但当时彼得和他的妹妹并没有表现出承担着过大压力的迹象。

她想知道，如果将来他们开始表现出焦虑，该如何应对。她说彼得在学校表现很好，而且在踢足球。

最后，请看图 10-20，这是伦勃朗的一幅名画，描绘了一位 300 多年前身着飘逸长袍在欧洲实验室工作的年迈的炼金术士。在脑海中记住这幅画的同时，想象一下 8 岁的彼得，穿着长 T 恤（几乎到膝盖）、宽松的裤子和耐克鞋，在洛杉矶的这段时间里，在他自己的实验室——沙盘——里工作。对彼得和这位古代炼金术士来说，时间和地点截然不同，但过程却是一样的。

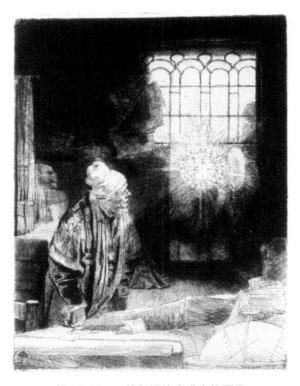

图 10-20　一位年迈炼金术士的画像

第十一章　游戏治疗与沙盘游戏
治疗的结合

ELEVEN

本章将讨论在游戏疗法的背景下使用沙盘游戏疗法的问题。游戏疗法和沙盘游戏疗法都为儿童提供了机会，使他们能够使用象征性的物件，以非言语的方式向接纳和支持他们的治疗师传达他们的想法、感受、幻想和体验。虽然二者都可以作为了解儿童内心世界的窗口，但沙盘游戏疗法为相对非结构化的游戏疗法增添了结构，游戏疗法则为沙盘游戏疗法提供了广泛的活动。通常，治疗师会根据儿童来访者的喜好，灵活结合游戏疗法和沙盘游戏疗法，再加上适当的谈话疗法。

对大多数儿童来说，游戏疗法是表达和交流困难的唯一方式，通常要到青春期才会在治疗中使用言语来表达内心的问题。游戏疗法和沙盘游戏疗法都为儿童提供使用象征而非言语来表达感受和困难的机会。

儿童在进入游戏室这个"自由且受保护的空间"后，有各种大小的玩具、沙子和其他游戏设备（Kalff，1980）。由此，儿童的想象力会立即被激发，心灵与生俱来的疗愈能力也被激活，儿童能够表达和"通过游戏修通"那些导致他/她接受治疗的问题。这个空间被认为是"自由的"，是因为儿童们可以在沙子里随心所欲地进行创造，"受保护"是因为治疗师在场是为了保护儿童和空间不受侵扰、伤害和其他干扰事件的影响。治疗师能理解玩具的字面和象征意义。治疗师在场默默地见证沙画的创作或在游戏治疗过程中积极地与儿童一起游戏，来支持儿童的积极发展和成长。

治疗性游戏

尽管大多数儿童天生就会被游戏室里的玩具所吸引，但许多儿童治疗师发现，对游戏室和玩具的介绍能促进治疗性游戏，并为其奠定基调。例如，一些治疗师在介绍游戏室时会一边示意房间和玩具，一边（用"敬畏的"声音）说：

"这是一个非常特别的地方，你可以在这里玩，做几乎任何你喜欢的事情。"一些治疗师还补充道："如果有什么是你不能做的，我会告诉你的。"这样，儿童就知道房间里有一些限制。典型的限制是适合发展的规则，例如不伤害自己或他人、不当地破坏财物等。治疗师可能会建议儿童在房间里四处看看或走动，选择做一些有趣的事情。

在介绍沙盘游戏时，指导语要比介绍游戏疗法更具体一些。沙盘治疗师通常会说："这里有两个装着沙子的沙盘。正如你看到的，一个盘里是湿沙，另一个盘里是干沙。你想感受一下沙子吗？"然后说："这些（指着架子上的沙具）是你可以在沙盘里使用的微缩玩具和其他物件。如果喜欢，你可以用这些物件在沙子上创作一幅沙画。"如果来访者真的创作了一幅沙画，沙盘治疗师通常会补充道："你今天离开后，如果你觉得可以的话，我会把你的沙盘作品拍下来，这样你以后就可以看到你所有的沙盘作品了。"儿童通常对看自己以往作品的沙盘照片不感兴趣，因为他们正忙于创造新生活。不过，也有不少儿童来访者在成年后会回来重温他们的沙盘游戏世界。

有些治疗师更喜欢以更有机的方式介绍沙盘游戏疗法。他们会等着看儿童如何凭直觉使用沙子、水和沙具。如果儿童只玩沙子或沙具，治疗师可能会提到，可以同时使用沙具和沙子在沙子里创作一幅沙画。在游戏疗法的背景下，沙盘游戏疗法使儿童通过在沙盘中放置沙具来创造一个富有想象力的世界。沙盘游戏疗法创始人多拉·卡尔夫说，沙子代表本能、自然和大地母亲的治愈力量。附近架子上的沙具能激发儿童的想象力，代表儿童世界的方方面面。儿童选择的沙具有助于治疗师理解沙子中象征性展示的问题。

因此，沙盘游戏是了解来访者内心世界的一扇窗，提供了表达无数感受、未被言明的想法甚至未知事物的机会。沙盘游戏场景可在短短十分钟内迅速完成，也可花上整节治疗时间。通常，来访者并不会在每次治疗过程中都创作沙画，何时以及是否使用沙盘游戏由儿童来访者或成人来访者自己选择。

在第一次治疗中给儿童检视玩具和沙具的机会后，有些治疗师会问："你现在想在沙子中创作一幅沙画吗？"邀请儿童在第一次或第二次治疗中制作沙画的原因是，玩沙通常会让儿童在新环境中感觉更自在。此外，沙盘的内容和儿童在创作沙画的过程可以提供有关儿童的有用信息。例如，卡尔夫说，首个沙盘可能表明：（1）儿童对治疗的感受；（2）儿童与无意识的关系；（3）问题的性质；

（4）问题的解决之道；（5）根据我们的经验，首个沙盘还可以提供儿童与治疗师关系的信息。此外，由于 8 岁以下儿童倾向于创作与同龄儿童相似的沙盘，因此可以从儿童的第一次沙盘创作中更深入地了解儿童的发育水平，尤其是在沙盘偏离常模的情况下（Bowyer，1970）。

游戏治疗设置下的沙盘游戏

沙盘游戏是治疗师可以在游戏治疗环境中使用的众多表达性艺术治疗干预方法之一。沙盘游戏和游戏疗法都被视作非言语的、非指导性的创造性技术。不过，与沙盘游戏疗法相比，儿童在游戏疗法中说的话似乎更多，这可能是因为在游戏疗法中，儿童和治疗师需要面对面互动，经常一起做游戏，相互联系和对对方的反应是游戏疗法的重要组成部分。相比之下，使用沙盘游戏的儿童有机会在没有治疗师言语参与的情况下与自己的内在自我建立联系。在沙盘游戏中将重点严格放在与自己的关系上，这样沙画就能反映出儿童内心世界正在发生的事情。因此，儿童通常是在安静的状态下创作沙画的，治疗师需要坐在旁边观察儿童在沙子中游戏或创作沙画。

虽然游戏疗法和沙盘游戏疗法都可以作为了解儿童内心世界的窗口，但沙盘游戏为相对非结构化的游戏疗法环境增添了结构。例如，在沙盘游戏中，儿童可以在沙盘范围内使用通常在游戏治疗中不使用的微缩玩具来创作一幅画。在游戏治疗中，治疗师通常不会对游戏的性质或结果提出建议，只要不超出游戏治疗的传统范围，儿童可以自由地玩游戏室中的任何物品。有些儿童，尤其是 8 岁以下的幼童，更喜欢在沙子里自由玩耍，而不是创作沙画。

在游戏治疗师积极与儿童一起参与游戏治疗后，儿童可能会决定创作一幅沙画。这时，治疗师通常会改变自己的角色，从游戏的积极参与者转变为儿童沙盘游戏过程中静默的观察者。这样，儿童就可以发挥自己的想象力，创作出沙画。

治疗师必须认识到，儿童的发展水平会影响其使用沙子和微缩模型的方式。鲍耶有关年龄对沙盘场景影响的研究表明，幼儿（2 岁到 3 岁）通常很少或根本不会专注，他们创作的沙盘混乱无序，通常只使用沙盘的一小部分。沙子经常掉落或被扔到沙盘外面。

鲍耶还发现，四五岁的儿童通常只使用沙盘中的一小部分，但他们有时会在沙盘中移动玩具，在打斗的过程中制造噪声、替玩具说话。沙子主要用于埋藏和挖出微缩模型。五岁以下的幼儿很少会在沙中固定创作一幅画。

六七岁时，儿童通常开始使用沙盘的全部空间，扩展他们控制沙盘创作方式的能力，他们经常使用交通工具（如汽车、火车）。八岁到九岁的儿童则以建设性的方式用沙子建造道路和建筑物——沙盘的大部分空间都用上了，而摆放微缩模型则是为了表现动作，无须在沙盘上移动它们。十岁到十一岁时，儿童会经常用栅栏来表现其对沙盘的控制力。十岁是在沙盘中使用栅栏和标志的高峰期。到了十二岁，他们创作的沙画往往与成人创作的沙画无异（Bowyer，1956）。

治疗师的角色

治疗师在沙盘游戏中的角色的作用是为儿童建立自由且受保护的空间，儿童可以在这个空间放松，进入自己的内心状态并将其表达出来。这种体验在感觉上类似于温尼科特对游戏疗法的描述——"在母亲面前独处"，即母亲在场并能做到对儿童接纳但不侵扰。

然而，游戏治疗师经常参与儿童的游戏，比如支持、镜映，有时还做示范和鼓励游戏行为（Green，2012）。相比之下，同时也是沙盘游戏治疗师的儿童治疗师一般会坐在儿童附近，儿童在制作沙盘时，治疗师会坐在一侧做记录，但不会直接参与儿童在沙子中的游戏过程。这种亲近度有助于建立充满信任和融洽的关系，而不仅仅是言语互动，包括来访者与治疗师之间的无意识联结。当共情的治疗师为儿童提供安全的空间时，儿童就能真正放松下来，充分发挥想象力，让内心世界在沙盘中得到安全的体验和表达。

对沙盘游戏治疗师来说，重要的是要知道如何忍受沉默和不确定性，因为他们并不总是能有意识地知道儿童在表达什么。对一些治疗师来说，不使用言语观看和倾听可能是陌生且有难度的。然而，沉默在沙盘游戏中非常重要。在保持开放和接纳态度的同时，"默默倾听"有助于为儿童创造安全与受保护的空间，从而促使儿童在沙盘中自发地表达。

在沙子里玩游戏、使用微缩模型创作沙画和 / 或在沙盘外积极玩游戏的过程中，儿童可以体验到心理和认知上的变化。游戏可以让儿童用非言语表达自己，找回童年早期经历的记忆，变得更平静和安宁。为了说明儿童的这一治疗过程，下文将讨论戴维在游戏疗法和沙盘游戏疗法中的工作内容。

戴维的案例

戴维的案例说明了游戏和沙盘游戏的协同效应。通过使用这两种技术，再加上他成熟后的谈话疗法，戴维能接受自己的恐惧，胸有成竹、充满信心地走向世界。

戴维从七岁半的时候开始接受治疗，当时他正在读二年级。在近 4 年几乎每周一次的治疗过程中，他创作了 25 个沙盘场景，参与了许多场游戏治疗活动。我们将讨论其中的一些活动以及其中的 6 个沙盘。在接受治疗期间，戴维从焦虑、恐惧的儿童变成了放松、自信的少年。

戴维给我的第一印象是骨瘦如柴、看上去很虚弱。他看起来非常焦虑、无助和沮丧，以致我必须控制想伸手照顾这个虚弱、无精打采的孩子的第一冲动。虽然他平时在家沉默寡言，但在第一次治疗中，他坦诚地讲述了自己的经历和感受。从一开始他就非常投入地定期参加治疗。

起初，我并不知道他的恐惧和幻想禁锢了他的生命能量。因此，他无法在学校和人际关系等方面施展自己的能量。很早以前，他就告诉我，他觉得自己在很多方面都与别人不同。

背景信息

在戴维开始接受治疗之前，我和他的母亲见了面；他的父亲无法参加这次治疗。他的母亲报告说，戴维的症状包括胃痉挛。在上学期间戴维会经常胃痉挛，但到了假期时就消失了。他从出生时起就有睡眠问题，包括失眠、睡眠恐惧和梦游。当他感到压力大时，会有强烈的情绪反应，包括愤怒、流泪。有一次，在六岁时，他还威胁父母要自杀。还有一些让他母亲忧心的症状：在家里吸吮拇指，但他在学校不会这样做；不与同龄人接触（即使同龄人想和他在一起）；说话没有重点；在学校成绩不佳，而且经常不完成作业和做白日梦。他的母亲评论说："戴维给人的印象是迟钝，但实际上他很聪明。我有个聪明的孩子，但他却不知道如何向世界证明这一点。"

戴维在家里排行老二，有两个姐妹。姐姐是智力超群的天才少女，她会积极地与朋友交往并培养课外兴趣。妹妹比戴维晚 18 个月出生。他的母亲认为，也许戴维没有得到他所需要的那么多的关注，因为他和妹妹的出生时间间隔太短了。但戴维的母亲说，她觉得自己与戴维有非常特殊的联结，她对戴维的保护比对女儿们的要多得多。

戴维的父亲是一名警官。戴维的母亲形容她的丈夫"脾气很糟糕"。她说："他会毫无预兆地发火，尤其是对戴维。我的丈夫并不会动手打我们，但是当他生气并大喊大叫时，就好像他恨我们一样。大多数时候，他都很疼爱孩子们。"

戴维出生前，超声检查结果显示他少了一条腿，这让他的母亲开始极度担忧。他出生时，医生立即将他从母亲身边带走，没有说任何让他母亲放心的话。在等待见她刚出生的儿子的过程中，她的恐惧不断放大，到了难以置信的程度。后来，戴维终于被带到她身边时，医生明显松了一口气说："他很好，很好。"然而，医生的话和戴维正常的外表并没有减轻她的恐惧，在与戴维互动时，她仍然充满了恐惧。

理解戴维问题的另一种重要动力是，他有非常敏锐的直觉和天性，这使他在面对家庭和内心及外在世界的高度紧张的问题时几乎没有防御能力。例如，戴维的母亲说，如果戴维说某件事要发生，它就一定会发生或已经发生了。她举了一个例子：一天晚上，他的警察父亲正在监视，等待入室盗窃嫌疑人出现，以便逮捕他们。在不知道父亲在做什么的情况下，戴维在家里突然变得非常不安，他对母亲说："爸爸正在追捕罪犯，他们用枪指着他。"后来，当她把戴维说的话告诉她丈夫时，他证实了戴维对逮捕的描述是正确的。他的母亲告诉我，这种情况总是在戴维身上发生，他也能感知到其他情况下发生的事，不仅仅是他父亲的事。

我逐渐认识到，戴维的退缩和抑制行为是由一系列困难支撑的：（1）他的母亲对戴维的焦虑和恐惧，导致她变得过度保护戴维；（2）他的父亲因为他胆小而对他非常愤怒和排斥，这使戴维感到更恐惧、认为自己毫无价值和无助。戴维敏感的天性既导致了他与母亲建立起了直观且紧密的联系，也促使他的父亲对他非常愤怒以及二人之间的关系非常消极。

治疗过程

在第一次治疗过程中，戴维画了一幅他的家人做事的图画（动态画人测验，

a kinetic DAP），这最能表达他对家庭动态的看法。图中他的四位家人坐在一艘摩托艇上，直视前方，而这艘艇则拉着在后面滑水板上的戴维。没有人注意到他。戴维确实感到非常孤独，尽管他的孤独很大程度上是他自己选择的结果。

在游戏治疗中，戴维最喜欢的活动之一是"玩打架"，我们每人都拿着一个巴塔卡（末端有把手的厚垫纸筒）。除了"打架"外，戴维还喜欢把我的巴塔卡从我手中打掉，而我则紧紧地把它夹在两手之间。当他使劲儿敲打，将它从我手中敲飞时，他会高兴地大笑，脸上的肌肉会明显起鼓。他还喜欢玩棋盘游戏，尤其是在他赢了的时候。此外，他还喜欢玩木偶，木偶可以帮助他表达平时无法表达的东西。

后来在治疗过程中，我们一起探索我咨询室外的小溪和小山。我们甚至还踢足球和打棒球，尽管他很快就发现我并不擅长玩这些。在治疗接近尾声时，我们谈论了他的生活、他在父亲身上经历的挑战、他的学业要求以及他在体育方面日益凸显的热情和能力。在整个治疗过程中，他创作了一些沙画，这些沙画不仅记录了他的成长和发展，而且能让他表达生活中在他有意无意中发生的事。

在治疗过程中，戴维在七岁半到 12 岁时创作了 25 个沙盘游戏场景，这些沙盘游戏场景代表了他在近 5 年的治疗过程中成长的各个方面。戴维给他所有的沙盘场景命了名，这对他这个年龄的孩子来说是不寻常的。下面我们将讨论其中的 6 个场景。每幅沙画都包含以下信息：戴维给沙盘命名的名称，戴维的年龄，以及该沙盘在他的 25 个沙盘系列中的编号。

图 11-1（沙画 1，7 岁半，"移动式外科医院分队"）

在沙盘中央，戴维将一名缠着绷带的男子放在担架上，担架两侧站着一男一女（两名医生）（见图 11-1）。戴维移动沙子，使这些微缩模型看起来容纳在密闭的空间里。附近右侧是一辆救护车。担架上方稍偏左的地方有三个物体，构成了一个三角形：蜘蛛、岩石和秋天的树。四棵绿树环绕着医疗现场。

这个沙盘清晰地描绘了戴维的处境，表明他与无意识紧密的（也许是漏洞多的）联系。沙盘有点荒芜和空洞；沙盘的荒凉暗示着孤独、凄凉和痛苦，这正是戴维在家和学校所经历的。他的沙盘具有空洞的特质，描绘了受伤的场景，包含俯卧的人物，暗示了早年受伤的可能性。

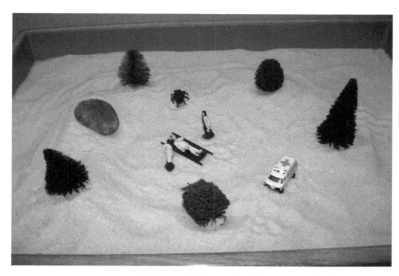

图 11-1 沙画 1，七岁半

担架上那个俯卧着、缠着绷带的男子与戴维相似，既受伤又无助，既困在父母中间，又需要他们的帮助。两位医生（男性和女性）和救护车提供了帮助。我注意到戴维放置医生和救护车的位置离我坐的地方和戴维制作沙盘时所站的地方很近。

蜘蛛位于受伤男子上方，表明男子有可能进一步受伤。蜘蛛通常被视作有毒母亲的象征。在戴维的生活中，他陷入了母亲对他的安危过度焦虑的网中。我相信他的母亲持续的不安和过度保护的行为让戴维体验到了身陷其中和被牵制的感觉。

在观看沙盘的过程中，我想到另一些问题：场景中的四棵树象征着什么？自然能量和成长？或者，也许代表他家的另外四个人？救护车和医生放在我们附近是否预示着积极移情，预示着也许现在可以得到帮助？

沙盘后面那棵奄奄一息的常青树让我很担心，岩石和蜘蛛也让我担忧，它们似乎威胁着受伤的人。我认为戴维在治疗中潜在地抵抗变化和成长。我希望这四棵翠绿且充满活力的树代表戴维的生命力，能帮助他连接前进所需的能量。

图 11-2（沙画 2，七岁半，大游行）

在这一盘中，同一名伤者（来自第一个沙盘）现在与医生和护士一起坐在一辆吉普车上（见图11-2）。据推测，他正被送往医院接受治疗。游行队伍（代表戴维的心理运动）包括一辆金马车，它受到警察和士兵的保护，以防受到自行车骑手和黑蜘蛛（在吉普车上的医生后面）的侵扰。

施工机器（水泥搅拌机、翻斗车和拖拉机）表明内在工作正在进行。我很高兴看到戴维在游行队伍中（靠近中间，沙盘的前面）放了一个白色贝壳。

在鳄鱼和蜘蛛被圈起来的围栏里（上／左），我可以看到戴维现在正处于容纳过去可能阻碍他发展的元素的过程中。鳄鱼和蜘蛛被视作消极原型母性能量的象征（短吻鳄只喂养捕食苍蝇的幼鳄；蜘蛛吃掉它们的幼崽）。白雪覆盖的冬青树暗示着成长和发展是可能的，但这些树目前处于休眠状态，因此变化可能不会立即发生。他的初始沙盘中的岩石（右上角）和浮木（中间／左侧）也表明，变化可能是缓慢的（即石头和浮木的形成和变化需要时间）。不过，沙盘顶部／中部附近依偎在一起的四棵小棕榈树表明，即使在最困难的情况下，棕榈树也有可能生长，因为棕榈树非常强壮，有很强的韧性。

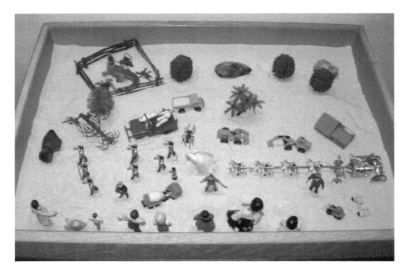

图 11-2　沙画 2，七岁半

我对这个沙盘很满意，因为我总是希望在第二个沙盘中看到运动，因为这暗示心灵开始转变，可能以积极的方式发生变化。不过，岩石和浮木提醒我，虽然在戴维的创作过程中，前行的元素（游行和树木）是鲜活的、积极的，但退行、阻抗的方面在这个沙盘中也很明显；岩石暗示着阻抗和不灵活。现在，当我回顾这个沙盘时，我发现这块天然的浮木象征着戴维的治疗过程（即转化会发生，但需要一段自然演变过程）。

图 11-3（沙画 8，9 岁，给动物做检查）

大约一年半后，戴维创造了这个沙盘（见图 11-3）。当时他在学校的表现稍微好了一些，还是小联盟棒球队的成员。在这个场景中，戴维将两男一女（他称他们为"科学家"）放在围栏前，围栏里关着一些未被驯服的动物。戴维说，科学家们正在研究这些动物的行为。

沙盘中的科学家表明，戴维现在有能力思考自己的处境，对其采取更客观的态度。他心灵中原始、幼小的一面——短吻鳄、长颈鹿、狮子和熊（在沙盘右侧的带轮子的笼子里）——现在被分开了。戴维要想从陷入困境的家庭中解脱出来，而且这种分离是必要的。

狮子有可能从围栏的缺口处逃出笼子。如果这种"突破"发生在戴维身上，那么戴维的野性、原始的能量可能会淹没他，或者给他带来他所需要的相当原始的力量。

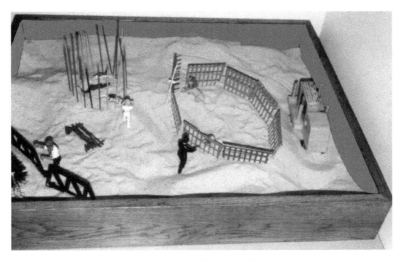

图 11-3　沙画 8，9 岁

沙盘左侧的长颈鹿正在通过进食汲取营养。作为最高的物种，长颈鹿视野开阔，象征着思维的客观性。在戴维的生活中，客观性是必要的，这有助于他摆脱既被过度保护又被拒绝的家庭。

几乎就在戴维制作了这个沙盘之后，他的行为和沙盘都朝着新的方向发展。现在，戴维有了更清晰的视野和客观的自我，而且戴维采纳了更分化的立场。他似乎能够更好地运用敏锐的头脑，这有助于他完成分离和个体化的任务，让他能够自由地踏上他必要的英雄之旅，并将自己更强大、更积极的能力融入日常生活。

图 11-4（沙画 12，10 岁 1 个月，婴儿们占上风）

弄平沙子后，他随意放进婴儿，其中两个婴儿坐在一架喷气式飞机上（见图11-4）。他把步枪放在一些婴儿旁边。接下来，戴维将士兵高举双手沿着沙盘前方排成一排，面对婴儿，就像在投降。

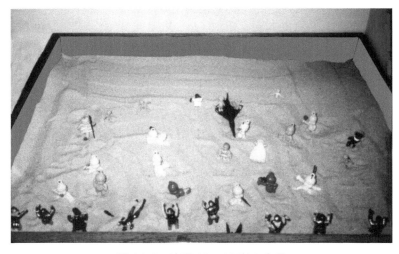

图 11-4　沙画 12，10 岁 1 个月

戴维在沙子上画了几条几乎看不见的线，将男人们和婴儿们连在一起，他告诉我，这些线是电线，如果男人动一下，婴儿就会拉动电线将其电死。他说，孩子们厌倦了任人摆布，他们现在变坏了，他们的照片出现在"头号通缉犯"的海报上，所以那些人一直在追他们。

我很高兴看到戴维展现出如此多的新能量（婴儿）。然而，当我思考这个沙盘时，许多问题浮现在我的脑海，我在想戴维内心的哪些部分被唤醒了。也许他发现了内在强大的力量？如果是这样，这种新力量会危及他的新能量（即婴儿）吗？我也考虑过这可能是退行的沙盘。不过，我更确信，戴维终于积聚了力量来应对家中具有破坏性的男性能量。

大约在这个时候，10 岁的戴维愿意比以往任何时候都更详细地讨论他与父亲的关系。他告诉我，父亲的脾气难以捉摸以及他小时候的恐惧感。现在，他发现可以通过运动与父亲建立联系。他们俩都喜欢一起观看电视上的体育赛事。尽管母亲过度保护他，但他似乎正在积蓄力量。不过，沙盘里的婴儿表明，这种能量还很新、非常年轻，还没有发育成熟。我知道，他的发展仍需要支持。

在游戏治疗中，戴维开始展开双翅，我们经常走出治疗室，散步、涉水、爬附近的小山。他和我分享了他在棒球方面取得的成功，他被选为联盟的"最有价值球员"。大约在这个时候，他的学习成绩也变得非常好。他的学校认为他"天赋异禀"，于是他进入了那个项目。

此后，戴维有好几个月没有创作沙盘场景。后来有一天，他走进游戏室，立即开始在沙子上工作，创作了两个沙盘。

图 11-5（沙画 16，12 岁，为皇冠而战）

戴维在制作沙盘时，讲了下面这个故事。

这些婴儿有麻烦了。印第安人（上 / 左和上 / 右）正试图偷走他们的皇冠和蜡烛（他把 6 根白色蜡烛和皇冠一起放在沙盘中央的烛台上，见图 11-5）。但婴儿们有一个计划——如果坏人靠近，他们会拿走蜡烛和皇冠，把它们放进救生艇。然后，婴儿们就会用他们的特异功能，将救生艇升上天，远离坏人。

核心组织原则的"自性"由戴维在沙盘中央精心划出的圆形区域所象征。随着自性的涌现，戴维现在能展现出更强的自我意识。在这个区域内，他放置了皇冠、烛台、银色救生艇和 4 个婴儿。其中，4 代表圆满的数字；救生艇象征着帮助、救援和安全；救生艇附近的烛台提供温暖、能量、光亮和意识；皇冠是成功和"加冕"成就的明显标志。

尽管附近的无意识力量（即印第安人）具有威胁性和潜在的破坏性，但戴维现在能将自己与他们分离，保护自己免受他们潜在的入侵；大象身上备受折磨的人物正在离开沙盘，受伤的人则处于更遥远的位置。他得到了 4 个聪明且富有想象力的婴儿的帮助，他们代表了他自己新出现的一面。

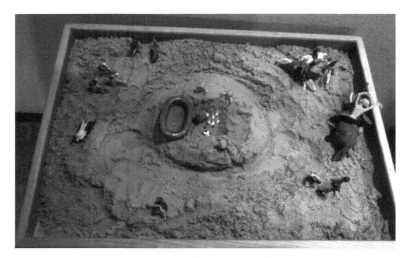

图 11-5　沙画 16，12 岁

图 11-6（沙画 17，12 岁，棒球比赛）

完成前一个沙盘后，戴维开始玩第二个沙盘中的沙子（见图 11-6）。我问他想不想再创作一幅沙画。他回答说"想"。当他快速创作这个沙盘时，他解释说这两支棒球队穿越了时空，代表各自世界中最好的球队。

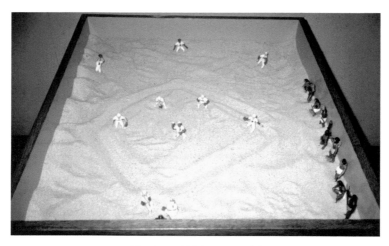

图 11-6　沙画 17，12 岁

在棒球钻石的象征中，我很清楚戴维的内在自性终于得到了巩固，与他的意识自我（他的外在生活）联系在一起。因此，现在他的内心世界和外在世界更紧密相连了。我高兴地看着戴维迅速且自信地在沙子上勾勒出的钻石形状上摆放一支棒球队。钻石是自性整体性的强大象征。戴维现在已经找到了与他的年龄相匹配的能与外部世界保持联系的方式（在菱形场地上进行棒球比赛）。对面的洞穴人队伍在一旁等待，象征着戴维古老、原始和原型的面向。这些方面过去曾试图控制和削弱他，将他拉向退行的方向，而且往往是成功的。我很高兴看到穴居人现在站在了一旁。

结语

在戴维的第 17 次沙盘游戏之后，他继续接受了一段时间的治疗，利用这段时间画画、玩游戏和谈话。后来他又创造了 8 个沙盘，这表明他的独立性和意识自我得到了进一步巩固和加强。有了新的认识后，戴维与他的一个姐妹一起进行联合治疗，以解决他们的家庭问题。结束治疗时，他在学校的表现非常好。

我最后一次听说戴维的消息是在他 14 岁读八年级的时候。他成功地参加了棒球和足球比赛。那一年，他获得了足球联赛的"最有价值球员奖"，并入选美国青年棒球队，计划在那年夏天前往中国北京。尽管他仍然喜欢独处，不轻易与人交往，但他深受老师的喜爱和尊重，也很受同龄人的欢迎。

戴维的母亲现在形容他是一个安静的人，在承受着体育比赛的压力下也能保持冷静、始终如一。她认为他特别善于理解和满足自己的需求。例如，那年他决定不参加篮球比赛（尽管他在这项运动中也表现出色），因为他在繁忙的足球和棒球赛季之间需要闲暇时间。

看来，在青少年时期，戴维能获得自己的内在力量，而他的外在生活则是他的独特能力和兴趣的自然反映。随着他的进一步成熟，他出色的智力将会有更大的发挥空间。无论他的未来如何，我相信戴维都会以自己独特的方式生活。

第十二章　与成人的沙盘游戏工作

TWELVE

沙盘游戏是一种运用范围广泛且传统的儿童治疗方式。对拥有概念性言语的成人使用沙盘游戏则不那么传统。然而，言语只能成功地传达部分强烈的情绪、情感和紧张感，即使是成人来访者也往往无法表达、控制或理解这些情绪、情感和紧张感。沙盘游戏提供了一条可以触及这些内心体验并与之交流的途径，还可以治愈深埋在内心中的创伤。

对成人来说，沙盘游戏可以提供创造性游戏的机会，自发地表达自己的想法，而无须言语，往往是其告别童年后第一次体验到这种经历。通过游戏的自由体验，认知逻辑思维被搁置一旁，心灵中之前被压抑的纯真、单纯和无意识的元素得以涌现。

一旦接触到这些元素，疗愈能量就能被释放出来，帮助个体感知和处理生活问题。这种体验能帮助个体意识到其人格中未实现的方面并获得更强的平衡感和整体感，以及更丰富、更满足的生活。

第八章讨论了儿童和成人沙盘游戏作品的许多差异。本章将介绍与成人一起使用沙盘游戏时需要特别注意的事项。

所有年龄段的一些特征

根据荣格心理学的传统，沙盘游戏疗法的基本前提是，在适当条件下，心灵具有自愈的能力。与我们身上的伤口会在有益的条件下愈合类似，心灵也有与生俱来的智慧，当让其在受保护的环境中自然运行时，这种智慧就会显现出来。在利用微缩模型和沙盘，通过自由且具有创造性的游戏体验的这种三维形式中，无意识过程便能显现出来，这个过程就像梦境体验一样。因此，沙盘游戏为无意识提供了载体，让其被看到、为人所知。

在使用这种技术的过程中最重要的方面是治疗师个人的准备和个人发展。埃斯特尔·温瑞布谈到了一些治疗师在考虑将沙盘加入其治疗实践时的天真：

> 如果认为只需要一个装有沙子的沙盘、一堆小物件和一本象征字典，那将是一种不幸的误解。仅仅在患者创作沙画时陪伴他/她并不会带来很大效果，把沙画当作梦境来解读也是如此（Estelle Weinrib，1983）。

成为一名有力的沙盘游戏治疗师是一个引人入胜的迂回过程，需要有能力接受、促进和理解这种媒介所能唤起的深刻体验和象征性意象。全面的临床培训、投入个人的治疗体验以及作为治疗实践者的经验都非常重要。建议对沙盘游戏训练感兴趣的治疗师阅读并学习沙盘游戏、荣格理论和象征主义的课程，并完成自己的沙盘系列，以加深对这一特殊媒介中展开的治疗过程的理解。沙盘游戏督导小组的经验也可能有帮助。如果治疗师在自己的沙盘游戏历程中体验并找到意义，那么他们就能把握来访者沙盘的意义和含义。

虽然沙盘游戏过程看似简单明了，但这种方法的复杂性很快就会显现出来。最重要的是，重视无意识的疗愈力量的治疗师的在场，能为来访者提供安全的空间。

沙盘游戏治疗师的作用是建立一个自由与受保护的空间，在这个空间中，来访者可以放松，触及其内在状态，将其表达出来。这种自由与受保护的体验在感觉上类似于温尼科特所描述的"在母亲面前独处"：在沙盘游戏治疗过程中，来访者必须信任这个过程，以便与自己的内心世界建立联结并将其表达出来，这最终将助其与内在自我（即人自身存在的基础）建立联结。

与在场、接纳但不打扰的"足够好"的母亲类似，大多数沙盘治疗师坐在来访者身后的一侧，几乎不会被看到（有时来访者的余光能瞥见），但他们的在场是必不可少的。这一过程有助于建立深层的信任和融洽关系，包括来访者和治疗师之间的无意识层面的联结。有了这样的空间，来访者可以真正放松下来，进入自己的想象空间，从而安全地体验内心世界。

向成人来访者介绍沙盘游戏

随着时间的推移和经验的积累，沙盘治疗师逐渐形成个人的介绍风格。不过，大多数沙盘治疗师都同意以下三个基本原则。

- 介绍应传达出对沙盘游戏历程及其获取无意识疗愈力量的尊重。治疗师要么以言语的方式，也就是通过最初的解释传达这种尊重，要么在体验展开时，治疗师以他／她的能力容纳并涵容这种体验这个非言语的方式来表达这种尊重。

- 使用沙盘游戏的治疗师也试图传达一种开放且非评判的态度，暗示沙盘中出现的任何内容都是适当的、可接受的，即做沙盘游戏的方式没有对错之分。

- 沙盘游戏治疗师会以口头或非口头的方式表示，沙盘游戏主题的具体建议并不来自治疗师。治疗师的作用是非指导性的，来访者可以在沙子上创造任何类型的画面。

成人通常需要鼓励才能开始做沙盘，因为他们一想到在沙子里玩就会感到不舒服，而且往往害怕沙盘里会意外地出现什么。那些在自己的生活中致力于专注于认知方法的成人可能会特别沉默寡言，甚至可能会贬低这种非言语过程。

向成人介绍沙盘游戏时，需要倾听他们的顾虑，同时观察他们的非言语交流过程。鼓励来访者释放自己的创造性想象力，让自己成为沙盘游戏历程中的伙伴，这往往能帮助成人来访者消除最初的不适感，从而更自由地参与沙盘游戏。向来访者传达沙盘游戏是一个机会，可以接触到自己平时无法触及的自己内心深处的部分，并传达一些无法用言语表达的东西，这样可能会很有吸引力，通常能帮助成人来访者克服不情愿心理。

许多沙盘游戏治疗师不会立即向成人来访者建议选择沙盘游戏。他们首先会通过使用传统的谈话疗法，建立牢固的治疗关系，等待时机成熟。通常，当来访者感觉治疗过程卡住、需要更深层或创造性的体验、需要以不同的方式理解某些事情、需要找到早期的创伤体验，或者对与无意识的联结特别感兴趣时，时机就来临了。这时，治疗师可能会建议成人来访者创作一幅沙画。简单地说，沙画游戏为来访者提供了进入并理解其更深层的内心世界的机会。

如果来访者同意尝试这项新活动，治疗师会邀请来访者触摸和移动沙子（使其脚踏实地）。此时，沙子就像一块磁铁，在来访者意识到这一点之前，他们的双手就已经开始自动地筛沙子、建造隧道、塑造山脉、跑道和河床了。然后，治疗师可以建议来访者悠闲地浏览架子上的微缩模型，选择那些吸引他／她的注意力、似乎要放入沙盘的人物。

陪伴来访者

在沙盘游戏过程中，治疗师最常做的是记录过程，画出完成后的沙盘草图，注明任何改动。在做记录时，治疗师需要关注来访者的言语和非言语交流过程，以及他们在本节治疗过程中的感受。过程笔记通常包括以下这些内容。

- 来访者选择的沙盘类型（湿沙还是干沙）
- 触沙或使沙子成型的方式
- 是否加水，如何检视、选择微缩模型
- 选择微缩模型并将其放入沙盘的顺序（尤其是第一个和最后一个）
- 微缩模型在沙盘中的位置
- 所做的改动
- 来访者的评论
- 治疗师的印象和情感反应
- 发生的对话

在创作沙画的过程中，除了偶尔评论某个微缩模型或在沙子中创作场景所产生的感觉外，来访者和治疗师很少会进行言语交流。治疗师可能会帮助来访者寻找某个特定的微缩模型，但通常会充当沉默的见证者，观察并记录整个过程，直到出现一个可识别的点，然后沙画过程会告一段落。来访者通常会宣布他/她完成了。

沙画制作完成后，治疗师可能会询问来访者在制作沙盘时的感受或对沙盘本身的个人反应。有时，来访者会被问到沙画是否有名字；其他时候，治疗师可能会观察微缩模型摆放的位置。在来访者离开后，治疗师会对沙盘进行拍照，在来访者看不到的时候将其拆除。

对成人进行治疗的过程中，有时将当前的生活问题与来访者的沙盘创作相提并论，在治疗上可能是明智之举。例如，当来访者在讨论某个具体问题时，治疗师可能会说："这让我想起了你在上个沙盘里放的女巫。"在适当的时候将言语和非言语交流方式结合起来，可以促进进一步的理解。敏锐地判断出进行此类观察的恰当时机，同时又不妨碍来访者的非言语、无意识进程，这就是成人沙盘游戏疗法艺术的一部分。

治疗师不会为来访者解读沙画，也不会建议以任何方式更改沙画。沙盘游戏治疗师认为，沙盘游戏画面是心灵和／或无意识的"快照"。创作沙盘游戏画面本身就具有疗愈作用；当时的口头解读是不必要的。治疗师给出指示或询问沙盘中接下来会发生什么将引导整个过程，使体验脱离当下，强调表现的方面，将治疗师置于驾驶位上，而不是让心灵自由地朝着自己向往的方向发展。

至关重要的是，沙盘游戏过程和治疗师要与自性的疗愈能量相结合，为其提供支持，而不是与治疗师或来访者的自我欲望相结合或为其提供支持。如果治疗师过快地进入认知领域，对沙盘进行口头分析，或指示来访者移动微缩模型，或创造／扩充特定场景，这些都是自我驱动的活动，会干扰来访者的内在历程。当治疗师对某个微缩模型（代表来访者心灵的某个方面）处于危险之中感到焦虑、对阴影材料的不适或对未知事物感到恐惧时，可能会对来访者做出指示。如果治疗师不信任这个过程，而是将自己的需求强加在来访者身上，绕过困难的问题，以求一时之快的解决方案的做法可能会损害来访者自然的内在过程。

为了促进最深层的转化，治疗师必须愿意见证来访者旅程中危险的一面，即"灵魂的暗夜"，协助新出现的疗愈能量，以及支持来访者应对这一挑战的耐力。真正的治愈源自内在，而源自外部的强加的力量是无法帮助来访者真正治愈自己的。每个人的心灵都经历着各自的变化过程。

对系列沙盘的思考

额外的步骤可以加深成人的沙盘游戏体验。在一个沙盘历程（即一系列沙盘）结束后，治疗师通常会在双方商定的日期与来访者一起回顾来访者的所有沙画。大多数成人对观看和反思自己的作品非常感兴趣，通过分析这些无意识的材料理解他们的意识领域会让他们受益。

回顾的时机很重要。来访者和治疗师都必须做好观看沙盘的准备。一些治疗师认为，在治疗结束多年后才应该观看沙画，因为过快地进入解释性的认知领域可能会阻碍治疗结束后继续存在的对无意识材料的认识和理解的逐步展开（Bradway，1994）。其他治疗师则不会等那么久，他们认为有些来访者已经准备好更快地整合无意识材料，因此及时回顾会促进意识和自我力量的增强。

来访者在观看自己创作的沙盘系列后往往会深受感染。有些人在看到自己内心的挣扎被描绘出来时会流泪，并表示为自己不再被这些旧有的挣扎所奴役而感到欣慰。还有一些人则被无意识中迸发的创造力所打动，表达了喜悦和惊喜。在观看过程中，几乎每个人都会因为无意识描绘自己的戏剧化的方式而开怀大笑。一些治疗师和来访者发现，也许多次回顾系列场景是有价值的，每次都会让双方产生新的见解。

成人来访者最有可能从沙盘游戏中获益

沙盘游戏疗法对那些愿意运用非言语的象征技术探索可能未知或阻碍其发展的个人方面的来访者最有效。这些来访者中的许多人正在寻求更多的洞见和意义，需要疗愈早年创伤，因为这些创伤一直影响着他们成年后的全面发展。那些因深层感受受阻或不善表达而难以用言语表达自己的来访者，通常会对沙盘游戏为他们提供的更多"词汇"持开放态度并心存感激。当文化差异需要弥合时，特别是来访者与治疗师的母语不同时，沙盘游戏也能很好地发挥作用。

几位沙盘游戏治疗师讨论了最有可能从沙盘游戏治疗中受益的来访者类型。例如，温瑞布和安曼指出了类似的来访者类型：（1）那些在前言语期受到伤害的人，通常是因为与母亲（或扮演母亲人物）间的基本关系受到干扰，使他们无法在成长过程中对世界或对自己的生命历程发展出健康的信任感；（2）那些拥有基本健康和稳定的自我，但世界观过于狭隘和片面的人，也许他们缺乏明确的认同感，或者感到焦躁不安或抑郁，觉得有必要扩展意识。正视这些问题，在沙盘中遇到真实的自我，会打破旧有模式，走向心灵发展和自性化。

虽然这两类来访者可以从沙盘游戏中受益，但我们发现，沙盘游戏疗法并非对所有具有这些需求的来访者都有疗效。以下这些特征也对来访者很有帮助。

- 对创造性无意识持开放态度
- 对改变有真正的兴趣
- 有勇气承受跨越人格面具或社交面具带来的痛苦和不适
- 愿意承担心理风险，以达到另一个发展水平
- 对死亡、濒死、虐待或创伤虐待等无法用言语表达的生活问题充满好奇
- 对梦境、自发的内心意象和共时性事件持包容态度
- 具有象征性思维的能力

- 认识到现实中存在超越自我意识的另一个维度

最不可能从沙盘游戏中受益的成人来访者

治疗师在考虑与特定来访者进行沙盘游戏治疗时，可能会考虑以下这些问题。

- 有严重情绪障碍的来访者适合接受沙盘游戏治疗吗？
- 来访者是否对陈列的沙具反应过度？
- 沙盘的内容是否显示来访者不应该使用沙盘？
- 沙盘游戏是否被用作来访者的逃避机制？
- 沙盘游戏是适合该来访者的最佳技术吗？

创造自由且受保护的空间是这种治疗方法氛围的基础。因此，治疗师不应对那些对这种技术感到不舒服的来访者使用沙盘游戏。来访者会通过言语或肢体语言传达这样或那样的不适感。这种不适感可能非常微妙，可能表现为几乎难以察觉的远离沙盘和／或微缩模型的动作。有时，来访者的阻抗情绪可能非常明显，他们甚至可能会拒绝触碰沙子。这种阻抗可能表明来访者没有准备好应对使用这种技术时可能出现的紧张、问题和内心冲突。归根结底，治疗师必须在治疗过程中信任来访者，而决不应鼓励那些抗拒沙盘游戏的成人进行沙盘游戏治疗。

对于那些信念系统不重视无意识和非认知思维的来访者来说，沙盘游戏似乎是最困难的。他们往往不欣赏想象力，他们的思想比较具体或缺乏想象力，他们往往对生活和自身抱有过分理智的态度。对他们来说，沙盘游戏材料可能显得幼稚和不切实际，他们甚至可能诋毁这种方法。通过视觉—触觉的表达方式进入象征性的世界对他们来说没有吸引力，他们可能无法超越实际的意识水平。

有适合患有严重情绪障碍的来访者的沙盘游戏吗

关于沙盘游戏是否适用于患有严重情感障碍的来访者，如那些被诊断患有精神分裂症、临床抑郁症或边缘型特征的来访者，一直存在着争论（Miller，1979）。一些治疗师担心，提供一系列象征可能会加重来访者混乱无序的内在世界观，而不会帮助来访者将选择进行分类和处理日常生活中的实际问题。然而，佩里的另一种观点认为，表达内心混乱的负性能量是发现和激活自然和内在疗愈力量的重要一步（Perry，1973）。

在研究这个问题时，贝西·卡普里奥对一家短期精神病院中的 50 名成年住院患者的初始沙盘进行了研究。结果表明，没有任何证据表明病情稳定的抑郁症和精神分裂症患者不宜使用沙盘（Caprio，1989）。事实上，情况似乎恰恰相反：这些患者非常感激沙盘给他们的生活带来的色彩、多样性和创造力，而且他们的思维并没有变得更无序或混乱。

卡普里奥最惊人的发现是这群住院患者的沙盘中没有异常奇异的意象。许多沙盘中几乎没有描绘疾病或医院的元素。相反，沙盘中透露出以下内容时，为进一步治疗的方向提供了线索。

- 未用言语表达的创伤经历
- 发展停滞，这为治疗师指明了修复工作的方向
- 力量所在的特定区域

卡普里奥发现虽然与这些患者使用沙盘游戏没有负面影响，但在选择过程中确实淘汰了那些过于心神错乱或有暴力倾向而无法参加这项活动的患者。此外，这些住院患者比门诊患者会受到更多的约束。一些治疗师指出，具有攻击性的患者使用微缩模型和沙盘游戏设备时，这些用具可能会成为危险物品。因此，在进一步研究之前，我们还无法就沙盘和微缩模型是否适用于精神极度不安的患者得出结论。

来访者是否对陈列的微缩模型反应过度

来访者偶尔可能会因架子上琳琅满目的人物变得不知所措。来访者在谈到这种感觉时，可能会说"似乎太多了"，目不暇接（"我无法专注在任何事物上面"），或者干脆无法继续进行活动。这种反应表明，来访者的太多的无意识领域受到了刺激。在这种情况下，治疗师应注意到迟疑不决激发的来访者的感受，并尝试就这些感受进行对话。这种干预会使来访者被无意识材料淹没的感觉消退，沙盘活动会继续进行，或者二人一起决定这次会面不是创作沙画的最佳时机。

沙盘中的内容可能会提醒治疗师，来访者对这项活动感到不知所措。虽然这种情况很少发生，但是沙盘游戏会在一定程度上激活某些个体的无意识，因此明智的做法是停下来放松一下（也许可以进行深呼吸练习），然后讨论来访者的感受。

沙盘游戏是否被用作逃避机制

极少数成人会将沙盘游戏当作一种回避或逃避机制，用来消耗时间，以避免与治疗师面对面交流。在这种情况下，治疗师应注意到来访者的不情愿，也许可以温和地向来访者表达观察到的这个结果，比如说："我注意到你太投入沙盘游戏了，几乎没有时间和我进行面对面的对话。"这句评论可能会引发一场讨论，从而揭示来访者不愿与治疗师交谈的原因。

底线是，治疗师必须相信自己的临床直觉，判断情况是正变得具有破坏性、压倒性，还是一个重要的历程正在展开。如有疑问，治疗师应立即询问来访者对参与沙盘游戏的感受，表达自己作为治疗师的担忧。在理想情况下，继续或停止沙盘游戏的决定是由双方共同做出的。

理解沙画：从中寻找意义

治疗师可以从许多不同的理论角度来看待和考虑沙盘，不过大多数沙盘治疗师会考虑以下几点。

- **来访者的个人信息**：来访者的年龄、性别、社会经济地位、种族和／或民族、精神信仰、创作沙盘的动机以及其他人口统计信息都有助于理解沙盘。
- **创作沙画**：要想充分了解沙画，了解来访者创建沙盘的过程非常重要。例如，创作过程是快还是慢，是经过深思熟虑的还是自发的，是恐惧的还是兴奋的等。
- **沙盘内容**：应仔细跟踪和记录沙盘内容（通过照片和／或草图），注意所用的物件及其象征意义；微缩模型的摆放方式和位置的变化；沙子的移动；沙画的整体组织和内容，包括主题、阶段和时期，尤其是初始沙盘中的主题、阶段和时期。

- 沙盘游戏系列：重要的是要注意来访者的沙画是如何随着时间的推移而演变的，包括哪些象征是来访者经常使用的，它们在沙盘中的位置是如何变化的；主题是如何发展和变化的；场景组织中的变化。
- 沙盘游戏故事：有些来访者会讲述有关沙画的故事；有些来访者则会受到沙画的刺激，回忆起过去或现在的事件和感受。仔细聆听沙盘故事的象征性内容、情绪色彩、主题和故事解决方案，可以进一步了解来访者的内在历程。
- 治疗师的情感反应：治疗师在能够倾听自己的情感反应、觉察自发的意象时，可以更深入了解来访者的历程和沙画作品本身。

牢记以上这些注意事项将有助于治疗师理解来访者的沙盘游戏场景，然而沙画仍然可能令人困惑。我们希望接下来的内容能让你对成人的工作内容更清晰，扩展对成人沙画作品的理解。当然，即使你的洞察力变强了，也要记住，无意识中的很多东西从过去到将来都是奥秘。

初始沙盘

所有的沙盘表达都很重要，但通常初始场景尤为重要。可以把它比作一个段落的主题句，主题句中阐述了戏剧展开的总体主题。格洛丽亚·阿弗瑞奇（Gloria Avrech）说，初始的沙盘场景反映了沙盘游戏者的心灵，它类似于一面镜子，映照出来访者最深处自我的能量。在创作最初的沙盘时，沙盘游戏者可能会在没有意识到的情况下说：

> 这里可能是我的个人神话呈现之处。这里有我挣扎的一些事，有对我来说比较容易的事，也有比较困难的事。这里的一切是发生在我身上的事，也可能预示着我可能成为的样子。

初始沙盘也被比作初始梦。初始梦是来访者向治疗师报告的最初的几个梦。这些梦和初始沙盘通常被理解为类似的心理过程的结果。然而，它们之间存在显著差异。在沙盘游戏历程中（就像在一切形式的积极想象中一样），清醒的意识自我参与其中，而在梦境中却并非如此。事实上，沙盘游戏历程中的常见问题是，来访者可能过于清醒、理性。使用沙盘游戏的治疗师应建议来访者放松身心，尽量减少来访者意识自我的影响，不要事先计划沙盘场景，除非有特殊原因。若有特殊原因，治疗师应将该原因记录在案，以供日后参考。

多拉·卡尔夫认为，初始沙盘可以表明以下几个方面的内容。

- 来访者的个人问题
- 可能的解决方案
- 他／她与无意识的关系
- 来访者对治疗的感受

卡尔夫特别强调，在理解来访者传达的信息时，重要的是将治疗师对沙盘的最初情感反应包括在内。她建议治疗师在观看任何沙盘时，首先要识别被激活的感受。

除了认识到自己的感受之外，弗里德曼在查看初始沙盘时还经常问自己如下这些问题。

- 能量点在哪里
- 故障点在哪里
- 哪些分组是显而易见的
- 沙盘中显示了哪些类型的问题
- 沙盘中的力量或帮助的来源在哪里
- 治疗师坐的位置附近或靠近治疗师所坐之处放置了哪些微缩模型

来访者创造的第一个沙盘可能并不是他／她的初始沙盘。埃斯特尔·温瑞布警告说，第一个沙盘可能只是漂亮而已，第二个沙盘才可能会真正使来访者与无意识产生联结。沙盘游戏实践者对什么是初始沙盘存在一些争议，文献中也没有明确定义。治疗师必须运用直觉、知识和判断来决定一个沙盘是否符合初始沙盘的条件。然而，如果来访者使用其理性思维有意识地选择人物，以代表来访者希望治疗师注意到的特定事件或个人特征（有时称为人格面具沙盘），那么这就不符合初始沙盘的条件。

如果出现这种情况，明智的治疗师会接受来访者提供的信息，等待下一个沙盘。根据我们的经验，来访者刻意地、有意识地创作沙盘的过程只会持续很短的时间。通常情况下，随着第二个沙盘的出现，来访者就会开始进入心灵的更深层领域。看来，如果来访者与治疗师能建立足够好的联结，在治疗关系中感受到涵容和安全，那么来访者就有可能自在地让无意识在沙中说话。

象征意义

与所有类型的游戏一样，沙盘游戏中的象征过程就像呼吸一样自然，可以充当通往心灵领域的桥梁。游戏可以激发个体的创造力和想象力，释放本能能量，自然而然地运用象征。文字本身就是象征，但人们很容易被文字所束缚，而且往往会认为文字是唯一的交流方式，从而无法使用其他象征。使用各种象征对表达感受、获得更广阔的视角以及与内心世界建立联系是非常必要的，能使来访者获得疗愈体验。

心理工作中出现的象征有两大类：自性化和转化。第一类与自性化过程有关，包括大母神、儿童、智慧老人、英雄、阴影、少女、阿尼玛（男性身上）或阿尼姆斯（女性身上）等主题的象征。第二类由代表自性的本能的指导中心的统一象征组成：曼陀罗、圆圈、菱形、圆圈变方和球形是代表这一心灵中心的几种形式。

在沙盘游戏过程中，以微缩模型为代表的象征可以用作表达工具，使来访者能揭示其内心想法和感受的无意识方面和微妙之处，而言语和手势可能无法传达这些信息。象征将来访者与自身未知的方面联系起来，因此它们也具有转化和疗愈的潜能。温尼科特认为象征有助于进入内在的真实世界。他认为象征超越了"外部世界的现象和被观察者的个体现象"。

象征是对心理现实的描绘，指向如此深刻和复杂的事物，以致无法简化为简单的言语概念；象征的整体性超出了意识的范围。象征是来访者价值观和世界观的神圣性的指标。象征代表人类与生俱来的潜能的内在、充满能量的图景（Kalff，1980）。尽管象征的最终含义只能在有限的范围内被推断和感知，但象征可以将个人重新引入自性的未知方面，帮助他们与自己的无意识部分重新建立联结。象征之所以具有转化和治愈的潜力，正是因为它们不能被简化为易于口头表达、归类和理解的概念。

重要的是要记住，在沙盘游戏中，来访者不需要有意识地理解象征。象征指向一些超越意识理解范围的感知、理解或过程。象征的含义是否被意识所理解并不重要，这其实是一种内在直觉领域的问题。

创建安全与受保护的空间，有意鼓励和支持来访者使用和体验象征，至少有两个显著的好处。首先，与对来访者具有个人意义的象征建立联系有助于产生洞见、转化和最终的治愈。其次，理解微缩模型和沙盘场景中代表的象征含义，有助于治疗师理解来访者的意识和无意识层面传达的信息，从而为来访者提供更大的帮助。

荣格指出，象征自发地产生于两个来源：无意识（本能地产生象征）和人的个人体验。在观看沙盘游戏场景时，这两种来源都很重要。治疗师需要首先关注沙盘游戏中的象征对来访者个人的意义，而不是对特定象征进行一概而论。为了发现个体心灵中更深层的东西，治疗师必须从个体的私人象征言语理解象征的含义。在来访者个人联想的基础上，治疗师可以通过研究神话、宗教和民间故事中类似材料的表现形式来扩充象征。将象征与神话、历史、幻想、想象、戏剧和诗歌联系起来，可以赋予这个过程以意义和深度。

如果治疗师在跟随象征性过程时能够保持隐喻性的态度，那么来访者的问题、力量和治疗过程的方向就会更清晰地显现出来。当治疗师对无意识的言语有了广泛的理解，能遵循这个过程，帮助来访者建立与其外部生活情境的联系时，对治疗是最有帮助的。

在实践过程中，治疗师在完成沙盘游戏过程之前，不会与来访者分享关于微缩模型或象征的知识。过早地将经验转移到认知领域可能会干扰激活治愈能量的直觉和本能过程。有时，成人来访者会自发地分享他们对某个特定微缩模型的联想或想法，这是很重要的信息，大多数沙盘治疗师都会将来访者的评论记录在案，以便在治疗过程中以及在沙盘游戏过程结束后准备回顾时加以考虑。

沙盘游戏场景中的主题

由于无意识的象征性言语有时令人困惑，因此治疗师在试图解读沙画时可能会感到沮丧和迷惑。几年前，为了更好地理解沙盘场景，我们开始研究来访者的沙盘游戏历程，以确定我们能否从他们的作品中识别出模式或主题。沙盘主题被定义为沙画中的一个或多个主要的视觉意象。我们决定研究主题方法，因为这样我们的观察就可以得到研究的支持，也因为这是一种有机的、非诊断性的方法，与非侵入性的沙盘游戏过程是一致的。

我们确定了一组主题，这些主题自然地分为两组：（1）受伤主题和（2）疗愈或转化主题。受伤主题最常出现在来访者的第一幅沙画中，这些来访者在早年成长过程中遭受虐待、创伤、疾病、丧失或亲人死亡的影响。积极转化或疗愈主题在来访者的早期沙盘中更突出，这些来访者要么在健康、创伤较小的环境中长大，要么正处于治疗的后期阶段，正朝着治愈和健康的方向发展。我们发现，对所有来访者来说，在治疗早期，沙盘通常包含更多的创伤主题；随着治疗的发展，疗愈和完整的主题占据了中心位置。

沙盘中的移情议题

随着时间的推移，卡尔夫对移情的看法逐渐演变为包括这样一种观点，即来访者和治疗师之间的关系有时会直接在沙盘中表达出来。最近，治疗师们开始有条不紊地检视沙盘，以寻找移情的迹象。注意过程和沙画反映或处理治疗关系的许多其他方式是很重要的。来访者使用微缩模型和参与沙盘游戏过程其他方面的方式是他 / 她与治疗师关系模式的潜在线索，也是他 / 她对早期与重要他人关系的个人感受。第九章结合案例对此进行了讨论。

成人与儿童沙盘游戏的主要区别

虽然一些治疗师认识到，对成人和儿童使用的沙盘游戏有所不同，但其他治疗师则表示他们在方法上几乎没有差异（Friedman & Mitchell，2001）。在 1979 年的一次研讨会上，卡尔夫说，她在使用沙盘游戏时没有区分成人和儿童；在她的认知中，潜在的心理动力原理和过程是相同的，因此她在过程中没有做出任何调整。其他治疗师报告说，成人使用沙盘游戏的频率低于儿童，治疗师在与成人工作时会更多地"介绍、解释、指导、提问、联想、诠释和整合"（Miller，1979）。

当然，成人在心理和生理上更成熟、老练，能更有意识地参与治疗，但他们也更僵化、故步自封，适应能力较差，除非经过长时间的集中精力。儿童通常更具韧性、自发性和可塑性，比成人更容易被沙子吸引，他们能在更短时间内发生改变。

尽管成人通常不如儿童活跃、顽皮和随心随性，但使用沙盘游戏的成人数量仍然很多。弗里德曼和米切尔在一项针对使用沙盘游戏的治疗师的国际调查中发现，他们的大多数成人来访者至少创造了一个沙盘场景。获得国际认证的沙盘治疗师表示，80% 至 90% 的成人来访者至少使用过一次沙盘，而非认证治疗师的成人来访者中有 60% 使用过沙盘。在 20 年前，米勒也进行过类似调查，但他发现，在接受沙盘治疗师治疗的成人来访者中，只有 45% 的人制作过一幅沙画。成人越来越多地使用沙盘游戏，可能是由于对非言语方法的认识和接受程度有所提高。当然，在过去的 20 年里，心理治疗领域已经变得更包容来访者的感觉和行为，而不仅仅是思考和言语。总体而言，参与沙盘游戏的儿童多于成人。不过，由于获得认证的沙盘游戏治疗师开始更多地与成人而非儿童工作，因此自然会有更多成人来访者创造沙画。

由于沙盘游戏是一种辅助性的治疗技术，因此使用沙盘游戏的时间差异很大，不必在每一节治疗中都制作沙画。少数成人来访者会经常使用沙盘游戏，尤其是那些本身就是治疗师的来访者，他们希望体验自己的沙盘游戏历程，从而与来访者有效地使用这种媒介。然而，更多的成人来访者只是偶尔使用沙盘游戏。有时，每幅沙画的创作时间会间隔数周甚至数月。米勒发现，来访者在大约 38% 的治疗小节，或平均每三次到四次治疗小节中创作沙画。最近接受调查的沙盘治疗师报告称，他们的成人来访者也会定期使用沙盘游戏。但是，即使多年来只创作了几个沙盘并定期观看，这些场景看起来也完全不是随机的，相反，它们似乎是持续的治疗过程的一部分（Friedman & Mitchell，2001）。在没有制作沙盘场景的时期，通常治疗会照常进行，包括谈论来访者的日常问题及其与早年受伤经历的关系，发展对人际关系、梦境和生活问题的洞察力，以及参与其他游戏和表达性艺术治疗。

成人的沙画作品通常与儿童的沙画作品不同。成人往往会使用更大面积的沙盘，沙盘中不同部分的界限更明确，而且会象征性地描绘攻击性的情感而不是用行动表达，用口头评论而不是移动或投掷人物。为了表达掌控感的问题，成人会使用山脉和溪流等地形特征来统一场景，而不是像儿童那样使用栅栏或其他表明界限的模型（Bowyer，1959）。如果成人沙盘偏离了这些广泛的标准，看起来更像儿童沙盘，这可能表明来访者在童年时期经历过创伤。第八章对年龄差异进行了详细的讨论。

能否有建设性地使用沙子（即移动沙子来建造道路、水道和小路）似乎更多取决于个体的个性特征，而不是年龄。鲍耶发现，7 岁以上个体移动沙子的行为表明，他们有能力富有创造性地利用内在资源扩大或重组沙盘，象征性地扩大或重组自己的世界。

成人个案

其他章节中的几个案例说明了成人临床案例的疗愈过程是如何展开的，请参阅第五章中的安娜、第五章中的玛格丽特和第七章中塔米的案例。这些女性都通过沙盘游戏历程使生活有了重大改善。

最后的几点思考

为成人提供沙盘游戏治疗可以为他们提供创造性游戏的机会，让他们自孩提时代以来第一次在不使用言语的情况下自发地表达自我。尽管许多成人最初不情愿使用沙盘游戏，但一旦他们意识到这是一个机会，可以接触到原本无法触及的自我部分，可以交流那些无法用言语表达的问题，这种不情愿的情绪通常就会消失。当这些元素可以触及时，疗愈的能量就会被释放出来，帮助成人感知和处理生活问题。

根据我们的经验，沙盘游戏激活的心灵的自我疗愈特性有助于治疗师与成人建立更深层的联结，使他们能以非言语的方式交流，从而打开一个全新的世界。

第十三章　结语

THIRTEEN

　　对我们来说，重温来访者创造的许多沙盘场景，以及 40 年来我们在世界各地开展的教学活动，是一次非常美妙的经历。我们很感激这些非凡且深刻的经历，尤其是与我们曾经遇到、与之分享、一起工作和教导过的许多人。回首往事，我们深知，我们从他们身上学到的往往比他们从我们身上学到的更多。

　　沙盘游戏于我们二人来说已经成为一条象征性的道路，引导我们对心灵的意识和无意识方面进行更深入的表达和理解。在言语治疗的背景下发现非言语的沙盘游戏工作，为我们打开了一个全新的心理层面，让我们了解到这些意象（通常是强烈的，有时是遗忘已久的）具有情绪上的影响。在整个沙盘游戏过程中，我们自身的某些部分会被揭示出来，而这些部分仅靠言语方法是无法获得的。沙盘游戏提供了一个神圣空间（temenos），一个体验转化的神圣空间，它在这项工作中至关重要。

　　由于在沙子和艺术作品中表达自发的内在意象这种非言语的、象征性的体验，我们受到了心灵深处的深刻影响，对我们的个人和职业生活产生了更多理解和影响。沙盘游戏的功能之一是为人们提供空间，让他们看到自己无法用言语表达的一面。埃斯特尔·温瑞布说：

　　　　我认为，创作沙画本身就是一种具有象征意义和创造性的行为，只要它是在卡尔夫所说的自由与受保护空间的条件下进行的……患者的象征性主动幻想激发了想象力。这释放了神经固着的能量，将其转向创造性的渠道中，这本身就能起到疗愈作用。

　　我们相信，沙盘游戏可以加深和加速治疗工作。当身心在沙子中进行创作时，个体的想象力被激发、创造力被唤起。这个过程发生时，言语情结、梦境、人格和生活问题都会被推向意识。沙盘游戏鼓励创造性退行，正是因为延迟解释、神圣空间的沉默和对定向思维的有意阻碍，才使疗愈成为可能。

我们都很感动能与大家分享这些沙盘游戏案例和临床经验。本书对我们来说尤为特别。这可能是我们最后一次有机会与广大读者分享我们对沙盘游戏疗法的热爱，与大家分享我们在沙盘游戏的旅程中学到的一些最重要的内容。希望本书能为你的沙盘之旅有所贡献。

我们都对作为治疗师的我们和创造沙盘的个人之间建立的最具人性化关系的沉默本质深表敬意。这种关系支持着我们对无意识能量的探索，从而在最具挑战性的时刻支撑着治疗工作。正如荣格明确指出的那样："内心的声音来自一种更完满的生命，一种更宽阔、更全面的意识。"

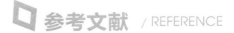

参考文献 / REFERENCE

第二章

Mitchell, R.R., & Friedman, H.S. (1994). *Sandplay: Past, present and future*. Routledge.

第三章

Bradway, K. (c. 1980). Personal communication to H. S. Friedman.

Jung, C.G. (1967a). *The collected works of C.G. Jung: Symbols of transformation* (Vol. 5, p. 190). Princeton University. (Original work published 1960).

Jung, C.G. (1967b). *The collected works of C.G. Jung: Two essays on analytical psychology* (Vol. 7, p.114). Princeton University. (Original work published 1960).

Jung, C.G. (1971). *The collected works of C.G. Jung: Psychological types* (Vol. 6, p.66). Princeton University. (Original work published 1921).

Neumann, E. (1973). *Quoted in Journeys, Encounters: Clinical, Communal, Cultural: Proceedings of the 17th Congress of the International Association for Analytical Psychology* (pp.167, 186). Cape Town 2007.

第四章

Bradway, K. (1985). *Sandplay bridges and the transcendent function*. C. G. Jung Institute, San Francisco.

Cirlot, J.E. (1962). *A dictionary of symbols*. Philosophical Library.

Cooper, J. C. (1992). *An illustrated encyclopaedia of traditional symbols*. Thames & Hudson.

Jung, C. G. (1964). *Man and his symbols*. Doubleday.

Kalsched, D. (1997). *The inner world of trauma: Archetypal defenses of the spirit*. Routledge.

Kalsched, D. (2013). *Trauma and the soul: A psycho-spiritual approach to human development and its interruption*. Routledge.

Siegel, D.J. (1999). *The developing mind: How relationships and the brain interact to shape who we are*. Guilford Press.

Siegel, D.J., & Bryson, T.P. (2012). *The whole-brain child: 12 revolutionary strategies to nurture your child's developing mind*. Random House.

University College London Centre for Longitudinal Studies (2018). *Millennium cohort study*.

Wallerstein, J. (2000). *Unexpected legacy of divorce; The 25-year landmark study*. Hyperion.
Wallerstein, J. (2003). *What about the kids?: Raising your children before, during, and after divorce*. Hachette Books.

第五章

Campbell, J. (2004). *The hero with a thousand faces* (3rd ed.). Princeton University Press. (Originally published 1949).

Kalff, D. (2003). *Sandplay: A psychotherapeutic approach to the psyche*. Temonos Press. (Originally published in English, 1980, by Sigo Press).

第六章

Bradway, K. (1990). Development stages in children's sand worlds. In K. Bradway, K. Signell, G. Spare, C. Stewart, L. Stewart, & C. Thompson (Eds.), *Sandplay studies: Origins, theory and practice* (2nd ed., pp. 93–100). Sigo Press.

Bradway, K., & McCoard, B. (1997). *Sandplay: Silent workshop of the psyche*. Routledge.

Kalff, D. (1980). *Sandplay: A psychotherapeutic approach to the psyche* (W. Ackerman, Trans.). Sigo Press. (Originally published, 1966, in German as Sandspiel by Rascher. First published, 1971, in English as Sandplay: Mirror of a child's psyche (H. Kirsch, Trans.) by Browser Press).

Neumann, E. (1990). *The child* (R. Manheim, Trans.). Shambhala.

第八章

Bowyer, L.R. (1956). A normative study of sand tray worlds. *Bulletin of British Psychological Society*. Summarized (1970) in L.R. Boyer, The Lowenfeld World Technique. Pergamon Press.

Bowyer, L.R. (1958). The sand tray world as a projective technique with mental defectives. *Journal of the Midland Mental Deficiency Society, 4*, 44–55.

Denkers, G.C. (1985). *An investigation of the diagnostic potential of sandplay utilizing Linn Jones' Developmental Scoring System*. Unpublished doctoral dissertation, Psychological Studies Institute, Pacific Grove Graduate School of Professional Psychology.

Erikson, E.H. (1938). Dramatic productions test. In H.A. Murray (Ed.), *Explorations in personality* (pp. 552–582). Oxford University Press.

Erikson, E.H. (1951). Sex differences in the play configurations of pre-adolescents. *American Journal of Orthopsychiatry, 21*, 667–692.

Evans, R.I. (1977). Interview with C. G. Jung: August 1957. In W. McGuire & R.F.C. Hull (Eds.), *Jung speaking: Interviews and encounters*. Princeton University Press.

Jones, L.E. (1986). *The development of structure in the world of expression: A cognitive-developmental analysis of children's "sand worlds."* (Doctoral dissertation, Pacific Graduate School of Psychology) Dissertation Abstracts International (University Microfilms No. 83-03178).

Jung, C.G. (1969). *The collected works of C.G. Jung: Structure & dynamics of the psyche* (Vol. 8, p. 190). Princeton University Press. (Originally published in 1927).

Kalff, D. (1980). *Sandplay: A psychotherapeutic approach to the psyche* (W. Ackerman, Trans.). Sigo Press.

Kamp, L.N.J., Ambrosius, A.M., & Zwaan, E.J. (1986). The World Test: Pathological traits in the arrangement of miniature toys. *Acta Psychiatrica Belgica, 86*(3), 208–219.

Kamp, L.N.J., & Kessler, E.G. (1970). The World Test: Developmental aspects of a play technique. *Journal of Child Psychology and Psychiatry*, *11*, 81–108.

第九章

Bradway, K. (1991). Transference and countertransference in sandplay therapy. *Journal of Sandplay Therapy*, *1*(1), 25–43.

Bradway, K., & McCoard, B. (1997). *Sandplay: Silent workshop of the psyche*. Routledge.

Cunningham, L. (2011). Countertransference in sandplay: The heart and the mind of a loving, attuned other. *Journal of Sandplay Therapy*, *20*(1), 105–115.

Kawai, H. (1985). Introduction: On transference in sandplay therapy. In H. Kawai & Y. Yamanaka (Eds.), *Studies of Sandplay Therapy in Japan* (Vol. II, pp. iii–xi). Seishin-Shoboh.

Klein, M. (1952). The origin of transference. *International Journal of Psycho-Analysis*, *33*, 433–438.

Lowenfeld, M. (1939). The World pictures of children: A method of recording and studying them. *British Journal of Medial Psychology*, *18*(1), 65–101.

Samuels, A. (1986). *A critical dictionary of Jungian analysis*. Routledge & Kegan Paul.

Schore, A. (2003). *Affect regulation and the repair of the self*. W.W. Norton & Company.

Suszek, H., Wegner, E., & Maliszewski, N. (2015). Transference and its usefulness in psychotherapy in light of empirical evidence. *Roczniki Psychologiczne (Annals of Psychology)*, *18*(3), 363–380.

Wallin, D.J. (2007). *Attachment in psychotherapy*. The Guilford Press.

第十章

Edinger, E.F. (1985). *Anatomy of the psyche: Alchemical symbolism in psychotherapy*. Ingram Book Company. (Reprinted 1999 by Open Court Publishing Co.).

Jung, C.G. (1968). *The collected works of C. G. Jung: Psychology and alchemy* (Vol. 12). Princeton University Press. (Originally published 1944).

Kalff, D. (1980). *Sandplay: A psychotherapeutic approach to the psyche* (W. Ackerman, Trans.). Sigo Press.

第十一章

Bowyer, L.R. (1956). *Bulletin of British psychological society.* Summarized in L.R. Bowyer (1970), The Lowenfeld *world technique.* Pergamon Press.

Green, E.J. (2012). The Narcissus myth, resplendent reflections, and self-healing: A contemporary Jungian perspective on counseling high-functioning autistic children. In L. Gallo-Lopez, & L. Rubin (Eds.), *Play based interventions for children and adolescents with autism spectrum disorders* (pp. 177–192). Routledge.

Kalff, D.M. (1971). *Sandplay: Mirror of a child's psyche.* The Browser Press.

Kalff, D.M. (1980). *Sandplay: A psychotherapeutic approach to the psyche* (W. Ackerman, Trans.). Sigo Press.

Kalff, D.M. (1987). *Sandplay with Dora Kalff.* (Seminar notes). University of California at Santa Cruz. Winnicott, D.W. (1965). *The family and individual development.* Tavistock Publications.

第十二章

Ammann, R. (1991). *Healing and transformation in sandplay: Creative processes become visible* (W.P. Rainer, Trans.). Open Court Publishing. (Originally published in German as Hilende Bilder der Seele).

Avrech, G. (1997). Initial trays: Clues to the psyche. In B. Caprio (Ed.), *Sandplay: Coming of age.* Los Angeles Sandplay Association in association with the C.G. Jung Bookstore of Los Angeles.

Bowyer, L.R. (1959). The importance of sand in the World Technique: An experiment. *British Journal of Educational Psychology, 29,* 162–164.

Bradway, K. (1994). Sandplay is meant for healing. *Journal of Sandplay Therapy, 3*(2), 9–12.

Caprio, B. (1989). *The sand tray: An art therapy perspective.* Unpublished master' s thesis. Loyola-Marymount University, Los Angeles.

Friedman, H.S. (1986, March). *Sandplay: An approach to the child's unconscious.* Paper presented at the spring lecture series, sponsored by the Hilde Kirsch Children' s Center, Los Angeles.

Friedman, H.S., & Mitchell, R.R. (2001). *Survey of therapists who use sandplay therapy attending the International Society of Sandplay Therapy in Zurich, Switzerland.* Unpublished manuscript.

Jung, C.G. (1968). *The collected works of C. G. Jung: Alchemical studies* (Vol. 13, par. 36). Princeton

University Press.

Kalff, D. (1980). *Sandplay: A psychotherapeutic approach to the psyche* (W. Ackerman, Trans.). Sigo Press. [Originally published (1966) in German as Sandspiel by Rascher. First published (1971) in English as Sandplay: Mirror of a child's psyche (H. Kirsch, Trans.) by Browser Press].

Kalff, D. (1988). *Sandplay in Switzerland*. Notes of seminar presented at Kalff's home in Zurich, Switzerland, sponsored by the University of California at Santa Cruz.

Miller, R.R. (1979). *Investigation of a psychotherapeutic tool for adults: The sand tray.* (Doctoral dissertation, California School of Professional Psychology, Fresno). Dissertation Abstracts International 43(1-B): 257. (University Microfilms No. 82-07557).

Perry, J.W. (1973). The creative element in madness. *Art Psychotherapy*, *1*, 61–65.

Weinrib, E.L. (1983). *Images of the self: The sandplay therapy process*. Sigo Press.

Weinrib, E.L. (1989). *Sandplay workshop*. Workshop sponsored by Friends of C.G. Jung, Phoenix, AZ.

Winnicott, D.W. (1965). *The maturational processes and the facilitating environment: Studies in the theory of emotional development*. International Universities Press, Inc. (Originally published in the International Journal of Psycho-Analysis, 39, 416–420).

第十三章

Jung, C.G. (1954). *The Collected Works of C.G. Jung: Development of personality*. (Vol. 17). Princeton University.

Weinrib, E.L. (2005). *Images of the self* (2nd ed.). Temonos Press. (Originally published 1983).

版权声明